Rômulo B. Rodrigues

CUIDE DE VOCÊ E TENHA MAIS QUALIDADE DE VIDA

Cuidar de si mesmo é imprescindível para se obter uma vida plena e satisfatória

Vol. VI

1ª EDIÇÃO

São Paulo - 2021

amazonkindle

RODRIGUES, Rômulo B. CUIDE DE VOCÊ E TENHA MAIS QUALIDADE DE VIDA / Rômulo B. Rodrigues. Amazon. 2021.

Organização: Rômulo Borges Rodrigues

Impresso pela Amazon – 2021.

ISBN 9798712001705

2021. Escrito e produzido no Brasil.

1. Autoajuda. 2. Saúde. 3. Hábitos saudáveis. 4. Qualidade de vida. I. Título.

CUIDE DE VOCE E TENHA MAIS QUALIDADE DE VIDA – Vol. VI – Rômulo B. Rodrigues

Amazon Serviços de Varejo do Brasil Ltda.

CNPJ 15.436.940/0001-03

Av. Juscelino Kubitschek, 2041 – Torre E – 18º andar

São Paulo - SP

Dedico este trabalho aos filhos Júlio César e João Víctor.

AGRADECIMENTOS

Agradeço à minha mãe adotiva (In Memoriam), que me orientou e me ensinou a ser o que sou e sei hoje.

PREFÁCIO

Para termos saúde perfeita, equilíbrio, mais qualidade de vida e, consequentemente, longevidade, é imprescindível que saibamos a arte de cuidar de nós mesmos.

Ao contrário do que se possa imaginar, essa é uma arte fácil de aprender. Basta que prestemos atenção às mensagens, avisos e alertas que o nosso cérebro e o nosso corpo nos enviam constantemente.

Tendo essa consciência e percepção, automaticamente, passamos a ter mais cuidado e atenção conosco, nos harmonizamos e adquirimos assim uma vida plena e satisfatória.

Portanto, cuidar de nós mesmos é vital.

Boa leitura.

SUMÁRIO

CAPITULO I

Dicas para manter um hálito mais fresco

Algumas alternativas simples para manter o hálito fresco

Você sabe como manter o hálito mais fresco durante todo o dia? Algumas mudanças simples podem contribuir para esse feito, mas é preciso se dedicar para cuidar da saúde bucal. A higiene é fundamental para eliminar bactérias presentes na boca e que podem ser a causadora do mau cheiro. No entanto, você sabia que tomar menos água do que o necessário também pode ser uma das causas responsáveis pelo mau hálito?

Veja abaixo algumas dicas e aplique-as no dia a dia:

Escove os dentes após cada refeição: é fundamental escovar os dentes após cada refeição para manter um bom hálito durante todo o dia. Com isso, os alimentos que se depositaram na boca são removidos e há também a eliminação do filme bacteriano que se aloja nos dentes. O resultado é uma boca limpa e um hálito bem mais fresco.

Use fio dental: muitos esquecem ou usam o fio dental apenas uma vez ao dia. No entanto, pense em quem usa o fio dental apenas à noite, mas fica com restos de alimentos entre os dentes desde o café da manhã. É difícil o hálito se manter fresco dessa forma. Por isso, não se esqueça de passar o fio dental após cada refeição.

Dê atenção especial à língua: uma língua mal higienizada é uma das responsáveis pelo mau hálito. Portanto, tenha o hábito de escovar a língua assim que terminar de escovar os dentes. Com isso, muitas bactérias causadoras de mau odor serão removidas, ajudando o hálito a se manter mais fresco.

Não se esqueça do enxaguante bucal: ele é ideal para alcançar todos os cantos da boca, agindo também nos tecidos moles como as gengivas, bochechas e língua. Usá-lo sempre que escovar os dentes é uma forma prática e rápida de refrescar o hálito e mantê-lo assim por várias horas.

Não fique muito tempo em jejum: o hábito de ficar muito tempo sem se alimentar pode provocar mau hálito por alterar o pH da boca. É por isso que é ideal não passar muito tempo sem comer, e, caso seja adepto ao jejum intermitente com acompanhamento médico, procure fazer bochechos com água ou com enxaguante bucal, pois isso ajudará a disfarçar o mau hálito.

Tome chás refrescantes: saboroso, um chá de hortelã sem açúcar, além de digestivo, também ajuda a manter o hálito mais fresco. Tenha o hábito de beber chás refrescantes entre as refeições, pois isso vai colaborar para manter o hálito saudável.

Mantenha-se hidratado: muitas vezes, o hálito apresenta um odor nada agradável justamente pela falta de água no organismo, que diminui a liberação de saliva. Beba, portanto, a quantidade de água adequada para o seu corpo, que é o equivalente a 35ml por quilo de peso.

Coma maçã: se você está fora de casa, não consegue escovar os dentes e percebeu que o hálito não está muito agradável, coma uma maçã. Adstringente, ela ajuda a limpar os dentes e consegue ajudar a manter o hálito fresco até que se consiga escovar os dentes novamente.

No caso de o mau hálito persistir, não deixe de consultar um dentista. Afinal, ele é o profissional que saberá indicar se há algum problema bucal ou se o mau cheiro é proveniente de algum outro problema de saúde, sabendo direcionar a outro especialista.

CAPITULO II

Saúde cardiovascular: Nove exames preventivos para o coração

Conheça exames importantes

Manter o coração saudável é uma condição fundamental para se ter mais disposição para atividades do dia a dia e evitar a ocorrência de doenças cardiovasculares.

Atualmente, o Brasil apresenta mais de uma morte a cada um minuto e meio em decorrência de doenças coronárias, sendo essa a principal causa de perdas de vidas no país.

Por isso, é importante ter em vista alguns exames preventivos que ajudam a manter a saúde do coração em dia.

Por que fazer exames de rotina do coração?

Conforme explica o cardiologista Marcelo Sampaio, do Hospital Beneficência Portuguesa, em São Paulo, as doenças cardiovasculares são as que mais matam no Brasil. "De cada três óbitos, um é por esse motivo", afirma o especialista.

Atualmente, é possível acompanhar os dados sobre mortes por doenças cardiovasculares por meio de um indicador do número de mortes por doenças cardiovasculares no Brasil criado pela Sociedade Brasileira de Cardiologia (SBC).

De acordo com a SBC, o país apresenta mais de 1100 mortes por dia. Isso equivale a 46 óbitos por hora, 1 morte a cada 90 segundos.

Em comparação a outras doenças, as cardiopatias equivalem ao dobro das causas de mortes em relação a todos os tipos de câncer juntos, 2,3 vezes mais que as todas as causas externas (acidentes e violência), 3 vezes mais que as doenças respiratórias e 6,5 vezes mais que todas as infecções, incluindo a AIDS.

Até a presente data, cerca de 374 mil pessoas morreram por doenças cardiovasculares no Brasil. E a estimativa da SBC é que até o fim de 2020 o número chegue a quase 400 mil brasileiros.

Para evitar o desenvolvimento de cardiopatias e possíveis mortes derivadas delas, Sampaio reforça a importância dos exames preventivos do coração.

"As doenças podem ser prevenidas. Os exames são fundamentais porque conseguimos prevenir a ocorrência de desfechos cardiológicos não controlados, como infartos, derrames, insuficiência cardíaca, desmaios ou mesmo a morte", afirma o médico.

O mesmo apelo é feito pela Sociedade Brasileira: "Muitas dessas mortes poderiam ser evitadas ou postergadas com cuidados preventivos e medidas terapêuticas. O alerta, a prevenção e o tratamento adequado dos fatores de risco e das doenças cardiovasculares podem reverter essa grave situação."

Exames preventivos do coração

Os exames preventivos do coração compreendem uma lista de testes que analisam o ritmo cardíaco, a presença de placas de gordura nos vasos sanguíneos, a pressão arterial do corpo e a própria anatomia do órgão que bombeia sangue para o corpo. Veja nove deles:

Eletrocardiograma

O eletrocardiograma é um exame que analisa a atividade elétrica do coração. Para isso, são fixados eletrodos no tórax, pulsos e tornozelos. Este, por sinal, foi um dos primeiros exames que registraram as batidas do coração.

"Nós sabemos que o coração tem uma força mecânica e bate por meio de uma energia elétrica que tem um caminho, uma sequência de ativação, para que as quatro câmaras sejam ativadas. O eletrocardiograma avalia esses batimentos e ativação e coloca todo esse funcionamento em vetores que dizem qual é o ritmo, se há crescimento, se há infarto do coração...", explica o médico.

Ecocardiograma

O Ecocardiograma também é um exame de ultrassom que analisa os impulsos elétricos do coração. Durante o exame, são captadas as ondas sonoras emitidas por todas as partes do músculo cardíaco e os ecos que ressoam dentro do órgão são transformados em imagem e exibidos em um monitor, permitindo uma análise de todas as características do coração.

"Com ele, vemos a dimensão do coração, se ele cresceu, se o músculo interno está hipertrofiado, se existe alguma alteração congênita", explica Sampaio.

Teste ergométrico

O teste ergométrico, ou teste da esteira, consiste em um exame que coloca o coração sobre estresse para que seja analisada a capacidade funcionais, cardíacas e circulatória do órgão.

Desse modo, o paciente é submetido a um exercício na esteira, que varia de intensidade conforme o tempo, e o desempenho do ritmo cardíaco é registrado. Caso a pessoa tenha algum tipo de dificuldade de mobilidade e não possa usar a esteira, a bicicleta é uma opção para o teste.

Cateterismo

O cateterismo, também conhecido como cineangiocoronariografia, é um exame que avalia o estado das artérias coronárias, mas acaba sendo um tratamento para o coração.

Isso porque, ao percorrer os vasos sanguíneos, o fino catéter que investiga a presença de possíveis obstruções e placas de gorduras no sistema circulatório também os desobstrui e evita um possível infarto.

Holter

Outro exame importante é o holter, um mapeamento do coração feito em casa. Para isso, o paciente vai ao laboratório e lá é aplicado um gravador elétrico, um tipo de eletrocardiograma, que monitora os impulsos cardíacos nas próximas 24 horas.

Neste período, a pessoa realiza suas tarefas habituais. A ideia é compreender como funciona o coração em seu dia a dia.

Mapa

Bem parecido com o holter, o Mapa também é um exame com 24 horas de duração. Porém, o objetivo do Mapa é monitorar a pressão arterial em vez dos impulsos elétricos do coração.

A cada 15 ou 20 minutos são feitos registros da pressão enquanto realiza suas funções diárias.

Cintilografia

Um exame que faz parte da medicina nuclear, a cintilografia avalia como está a circulação sanguínea nas artérias coronárias. Para isso, a pessoa recebe um material radioativo especialmente tratado para aderir ao músculo do coração, que é injetado em repouso e durante esforço físico - em esteira, bicicleta ou com medicações.

"Assim, o material radioativo 'pinta' as áreas com fluxo normal de sangue e deixa 'não pintada' qualquer área onde o fluxo seja insuficiente - e podemos ver onde o miocárdio está em sofrimento (isquemia). Podemos ver se isso acontece só no esforço físico ou se acontece, também, sem fazer esforço. Costuma durar pelo menos 6 horas", explica o cardiologista Bruno Valdigem.

Tomografia e ressonância do coração

Dois exames de imagem, a tomografia e ressonância do coração são formas de avaliar a forma e as funções do coração.

Para isso, a tomografia utiliza imagens e raios X com soluções de contraste de iodo para analisar o funcionamento do músculo cardíaco.

Já a ressonância não utiliza iodo ou radiação, mas sim, um campo magnético e ondas de rádio para criar imagens detalhadas do coração. Porém, a máquina não permite objetos de metal próximo a ela (como marca-passos, próteses e outros), limitando seu uso a alguns pacientes.

Periodicidade dos exames

Os exames do coração devem ser realizados com uma periodicidade que depende de cada paciente.

"Vale a pena repetir os exames preventivos a cada 5 anos, 3 anos ou anualmente de acordo com o paciente. Quem tem problemas cardiológicos, precisa fazer exames anuais, e quem tem histórico na família de pessoas com problema no coração, principalmente a pai ou mãe, chamando atenção para doença cardiovascular precoce - quadro desenvolvido abaixo dos 55 anos em homens e 65 anos em mulheres", diz Sampaio.

Além disso, exames como o teste ergométrico são indicados para pessoas que vão iniciar alguma atividade física e experimentam falta de ar, palpitações, dor no peito durante a prática, ou que tenham doenças cardiovasculares.

"Teste ergométrico, eletrocardiograma são essenciais em pessoas que se propõem a fazer atividade física. São indispensáveis para avaliar a condição real do coração do paciente. Em pessoas que tiveram condição coronária antecedente, essas avaliações devem ser feitas independentes de fazer atividade, mas sim como um monitoramento. A partir dos 30 anos, o médico realiza um programa de exames cardiológico", diz Sampaio.

"Filhos de pais com hipertensão, ainda que não tenham tido algum problema, devem passar por uma avaliação e a partir daí. Em todo caso, não deixe de controlar a sua doença com um médico", conclui Sampaio.

CAPITULO III

Mudanças que acontecem no corpo quando se atinge um peso saudável

O sobrepeso pode facilitar o aparecimento de doenças como a hipertensão

Ter mais qualidade de vida e se manter saudável é o desejo de muitas pessoas, mas isso implica em que? Sem dúvidas, investir em uma boa alimentação, realizar exercícios físicos, além de praticar atitudes que promovem o bem-estar mental, dormir bem, fazer check-up e evitar hábitos nocivos são alguns pilares fundamentais para essa busca.

Mas, para algumas pessoas, se adaptar à rotina do dia a dia - que está cada vez mais agitada - e manter um peso ideal, bem como a vida saudável também se torna mais difícil. Desse modo, todos os cuidados importantes acabam ficando em segundo plano; e então o médico só é procurado quando algo não vai bem.

Este hábito, porém, pode fazer com que determinados quadros de saúde avancem e se tornem mais graves, como é o caso da obesidade e outras doenças relacionadas a ela, como a hipertensão e as doenças cardiovasculares.

De acordo com a Pesquisa de Vigilância de Fatores de Risco e Proteção para Doenças Crônicas (2018), 55,7% da população adulta do país está com excesso de peso e 19,8% está obesa. Sendo que, a obesidade é uma doença crônica, multifatorial, caracterizada pelo acúmulo de gordura corporal, que leva a complicações e compromete a qualidade de vida.

Portanto, evitar o sobrepeso é benéfico para a saúde como um todo. Veja abaixo o que muda em seu corpo quando você está no peso ideal.

1. Ganha mais saúde: ao falar de peso ideal, a preocupação é com a saúde. Isso porque, como visto acima, o sobrepeso e a obesidade podem causar outros problemas além do acúmulo de gordura. E entre eles estão quadros sérios, como hipertensão e risco de doenças cardíacas. Portanto, a busca por um peso adequado deve ser sinônimo de saúde.

2. O sono passa a ter mais qualidade: durante o sono, o corpo se recupera de um dia cansativo, se prepara para outro, além de cumprir funções importantes, como a síntese de hormônios. Por isso, dormir bem é fundamental para a saúde.

Aliás, manter o sono em dia também é importante para evitar sobrepeso; uma vez que dormir pouco, a longo prazo, pode causar alterações endócrinas, que geram o aumento do apetite e da fome. E, ao manter o peso regulado, o sono se torna melhor porque o excesso de peso pode causar apneia de sono e outros distúrbios.

3. Respira melhor: em quadros de sobrepeso e obesidade, o acúmulo de gordura pode acontecer em todo o corpo, incluindo a região do pescoço, impactando a respiração. Além disso, determinadas funções respiratórias podem ser afetadas, como a mobilidade do diafragma. Portanto, manter o peso ideal também é respirar melhor.

4. Tem mais disposição: o excesso de peso, além de sobrecarregar as articulações e trazer a sensação de dor, impacta a mobilidade e a disposição. Além disso, a apneia do sono, distúrbio que atrapalha o descanso, aumenta a indisposição, o cansaço e falta de energia.

5 - Elimina dores: os joelhos, o quadril, a coluna e as articulações podem ficar sobrecarregadas com o excesso de peso, fazendo com que dores apareçam e dificultando até mesmo a prática de atividades físicas. Ou seja, investir no controle de peso de forma saudável ajuda a eliminar dores que foram causadas pelo excesso de peso.

Como investir em novos hábitos e perder peso

Caso você esteja acima do peso, a primeira atitude deve ser buscar ajuda de um médico ou nutricionista. Neste caso, vale lembrar que tanto o sobrepeso quanto a obesidade são preocupações de saúde, uma vez que desencadeiam outros quadros. Portanto, o auxílio médico é necessário.

Profissionais como médicos e nutricionistas, são responsáveis pela medição da circunferência abdominal, bem como do Índice de Massa Corporal (IMC), que divide o peso (kg) pela altura ao quadrado (m2), e avalia a relação do peso e o risco de doenças.

Após avaliar esses e outros aspectos, esses profissionais obtém um diagnóstico e traça estratégias para a chegar ao peso ideal, que geralmente são de longo prazo, e incluem medidas como:

- *Adequação da dieta:* a nutricionista é a responsável por passar um plano alimentar para ajudar com a dieta.

- *Prática de atividades físicas:* as atividades físicas, quando praticadas com regularidade e aliadas a uma boa alimentação, aceleram o metabolismo, o que auxilia a perda de peso. Além disso, movimentar o corpo promove outros benefícios, como: melhora do sono, regulação da pressão arterial, entre outros.

- *Acompanhamento psicológico:* como essa fase é marcada por muitas mudanças, o acompanhamento psicológico é indicado para tornar o entendimento do processo mais leve.

Lembre-se que esses são apenas alguns exemplos de medidas para perda de peso. Mas o ideal é sempre seguir o tratamento indicado pelo seu médico ou nutricionista.

Referências:
Brasil, Ministério da Saúde. Qualidade de vida em cinco passos. Disponível em: https://bvsms.saude.gov.br/bvs/dicas/260_qualidade_de_vida.html. Acesso em 29 de setembro de 2020.

CAPITULO IV

Tártaro, cárie e placa: o que são e como cuidar da saúde bucal

Segundo estudo, 64% dos brasileiros convivem com o tártaro; saiba como tratá-lo para manter a saúde bucal em dia

O tártaro, também chamado de cálculo dental, é um problema bucal bastante conhecido e que atinge um grande percentual de brasileiros. Segundo a Pesquisa Nacional de Saúde Bucal, elaborada pelo Ministério da Saúde, 64% dos adultos convivem com este quadro - que pode levar a outras condições de saúde mais sérias.

De acordo com o mesmo estudo - de todas as alterações periodontais observadas em cada faixa etária de brasileiros, no mesmo ano em que o levantamento foi elaborado - o tártaro no dente foi o mais prevalente na população. Mas, afinal, como é possível identificar e tratar adequadamente este problema?

Tártaro: o que é e como identificar

O tártaro surge a partir do acúmulo de placas bacterianas que endurecem nas superfícies dos dentes. Porém, há também casos de tártaros que se formam nas gengivas e causam irritação dos tecidos gengivais.

Desta forma, para saber se os dentes ou gengivas apresentam tártaro, um dos sinais é a aparição de um "bloco duro", de coloração marrom ou amarelada, localizada na região entre o dente e a gengiva.

Placa bacteriana e cárie: como diferenciar do tártaro

Outro problema comum que afeta a saúde bucal é a placa bacteriana (ou biofilme dental), que, diferente do tártaro, não apresenta cor. Trata-se de uma película bem fina, formada por uma massa de bactérias e resíduos alimentares que começam a se acumular rapidamente sobre os dentes.

Inicialmente, a placa bacteriana adere muito pouco ao dente e sua remoção é fácil de ser feita com a escovação dental após cada refeição. Quando esse biofilme não é removido, entretanto, ele aumenta com a proliferação das bactérias aderidas, o que causa uma possível mineralização até se tornar um tártaro.

É da placa bacteriana que surge a cárie, problema que também causa manchas nos dentes. No entanto, a cárie é mais fácil de ser identificada do que o tártaro, pois causa dor nos dentes, entre outros sintomas.

Como tratar e prevenir o tártaro no dente

Um dos problemas da formação do tártaro é que ele pode levar a quadros mais sérios de saúde bucal, favorecendo a ocorrência de cáries e gengivite.

Tendo em vista que a presença do tártaro pode trazer diversos malefícios à saúde bucal e que não é tão simples de ser notada, como é a cárie, vale a pena apostar em métodos de prevenção ao quadro. A escovação diária, especialmente depois das refeições, é fundamental - assim como investir em um creme dental que oferece proteção reforçada.

Uma nova linha de creme dental conta com micropartículas que limpam os dentes e promovem uma redução de até 40% do tártaro*. Após a escovação, a boca se mantém livre de bactérias por até 12 horas (após o uso contínuo por quatro semanas), pois sua fórmula proporciona uma defesa ativa contra os microrganismos.

Junto com o uso de um creme dental específico, é importante seguir uma rotina de cuidados completos com a saúde bucal, incluindo a utilização de fio dental e enxaguantes bucais que ofereçam proteção contra as bactérias.

Além disso, não dispense uma visita regular ao dentista. Afinal, há casos em que a remoção das placas de tártaro precisa ser feita com a ajuda de instrumentos profissionais, pelo procedimento chamado de raspagem.

*Em comparação ao creme dental com flúor sem ingrediente antibacteriano.

CAPITULO V

Medicina ayurveda: o que é, para que serve e como funciona

Desenvolvida na Índia, esta filosofia médica busca alinhar mente, espírito e corpo para o tratamento de doenças

O que é medicina ayurveda

A medicina ayurveda (ou ayurvédica) é uma filosofia médica oriental desenvolvida no subcontinente indiano há milhares de anos, que tem como objetivo os cuidados com a mente, o espírito e o corpo do indivíduo.

"O significado de Ayurveda está associado ao conhecimento da vida, pois trata do que é bom e ruim, de uma vida de felicidade e infelicidade, do que promove ou não o desenvolvimento, da medida exata das coisas e da natureza", explica Vanessa Scapini, diretora da escola Prema Om, instituto dedicado à medicina ayurvédica.

Para que serve a medicina ayurveda

Segundo a Associação Brasileira de Ayurveda (ABRA), essa filosofia médica possui dois objetivos principais: preservar e promover a saúde e curar as doenças dos pacientes. "Afirma-se que a medicina ayurveda busca prevenir o adoecimento e tratar as pessoas em processo de adoecimento físico e mental", afirma Aderson Moreira da Rocha, médico de família, especialista em Ayurveda e diretor científico da ABRA.

O que a medicina ayurveda pode tratar

Não existe limitação para o tratamento de doenças com o uso da medicina ayurvédica. Desse modo, é possível recorrer ao método para o tratamento de gripe, resfriado e até mesmo quadros mais graves, como câncer e depressão, entre outros.

Como funciona a medicina ayurveda

Para a medicina ayurveda, o adoecimento é provocado pelo desequilíbrio dos chamados *doshas* - uma espécie de "humores". Os doshas são classificados em três. São eles:

Vata (espaço e ar)

Pitta (fogo e água)

Kapha (terra e água).

Segundo Vanessa, todos possuem os três *doshas* no corpo físico e dois mentais - sendo um deles mais evidente, dependendo não só da constituição física da pessoa, mas também dos desequilíbrios e desarmonias que ela está apresentando no momento. Com esse raciocínio, o tratamento ayurvédico inicia uma combinação de alimentação e rotina diária, junto com outros procedimentos para cada pessoa.

"Saber o que comer e quando comer é uma pequena ação que precisa de um conhecimento da sua própria funcionalidade. É levado em conta a idade da pessoa, a estação do ano; então, a alimentação para cada pessoa é diferente. Para tratar as doenças, a medicina ayurveda usa essa visão, levando em consideração quando começou a queixa principal e quais são suas características. Assim, é montada uma linha de raciocínio para ver onde o desequilíbrio está instalado, a fim de corrigi-lo", diz Vanessa.

O que a medicina ayurveda usa

Para atingir um tratamento eficaz, a medicina ayurveda usa alguns pilares essenciais à filosofia médica, como sono, alimentação, atividade física e sexualidade. Além disso, de acordo com o médico Aderson Moreira da Rocha, ferramentas terapêuticas também podem ser utilizadas para trazer o equilíbrio corpo-mente ao indivíduo. São elas:

- Rotina diária individualizada;
- Uso de medicamentos (de origem vegetal, mineral e animal);
- Orientação da dieta;
- Oleação (massagens com óleos vegetais);
- Sudação (técnicas que ajudam a equilibrar os *doshas* e eliminar toxinas);
- Yoga;
- Meditação;
- Desintoxicação;
- Bio-purificação.

A combinação da medicina tradicional com a ayurveda

É possível fazer a combinação da medicina tradicional (alopatia) com a ayurveda. "Tratamos muitos pacientes com doenças graves, como câncer, associando as duas racionalidades médicas. Esta abordagem integrativa melhora a qualidade de vida do paciente", esclarece Aderson.

Quanto tempo leva o tratamento com a ayurveda

A resposta do tratamento com a medicina ayurveda, assim como outro qualquer, depende de cada pessoa. O processo do adoecimento é individual, assim como a resposta terapêutica. Muitas vezes, o paciente leva vários anos para chegar àquele desequilíbrio corpo-mente. Isto requer um tratamento mais prolongado. Porém, outros pacientes com apenas 30 dias de tratamento já observam uma ótima resposta terapêutica, com uma melhora importante do quadro clínico, aponta Aderson.

Para quem é indicado a medicina ayurveda

Qualquer pessoa pode obter o tratamento com a medicina ayurveda, sem restrição de idade ou gênero. "Todos os seres humanos se beneficiam da visão integrativa da Medicina Indiana. Como nós trabalhamos com a Medicina Integrativa, associamos a sabedoria das terapias orientais com as evidências da ciência ocidental", diz Aderson.

Contraindicação da medicina ayurveda

Em geral, não existe nenhuma contraindicação em relação ao tratamento com a medicina ayurveda. O que pode haver são restrições individuais. "Cada caso é um caso e deve ser analisado pelo profissional ayurvédico. Por exemplo, trabalhamos com plantas medicinais que apresentam indicações, contraindicações, doses terapêuticas e possíveis efeitos adversos", explica Aderson.

Quem pode praticar a medicina ayurveda

Atualmente, os profissionais que desejam exercer a medicina ayurveda devem ter uma capacitação adequada em cursos de formação relacionados à filosofia médica. A ABRA, por exemplo, promove cursos específicos e é possível encontrar alguns deles no site da associação.

"Na Índia, a ayurveda é uma medicina. Aqui no ocidente, recebemos a ayurveda como terapia.

Assim, os cursos formam terapeutas e não médicos. Uma boa indicação é importante para reduzir os possíveis enganos. Investigar o estabelecimento em que o terapeuta atua, qual sua formação e quanto tempo tem de experiência também pode ajudar. Não significa que uma pessoa que teve sua formação recente não seja qualificada", aconselha Vanessa Scapini.

Referências:
Associação Brasileira de Ayurveda - ABRA

CAPITULO VI
Como a vitamina D auxilia a imunidade

Entenda como ela ajuda a modular o sistema imune e a melhorar nossas defesas contra vírus, bactérias e outros microrganismos patológicos

O sol, além de ajudar a regular o ciclo circadiano e modular alguns hormônios, também é o grande responsável pela absorção de vitamina D2. Saiba que essa vitamina tem um papel importantíssimo na imunidade.

A vitamina D, na verdade, é reconhecida atualmente como um hormônio esteroide, por conta de seu mecanismo de ação dentro do organismo.

Embora tenha ação conhecida há tempos, a vitamina D ganhou destaque nos últimos anos e tem sido foco de muitos estudos, e estes têm demonstrado a sua ação além do metabolismo de cálcio e da saúde dos ossos. E o papel da vitamina D no sistema imunológico está cada dia mais claro.

E não é surpresa que isso tenha acontecido. Afinal, há receptores de vitamina D em muitas partes do corpo, entre elas ossos, rins, paratireoides, intestino, cérebro, coração, a própria pele, mamas, e, claro, nas células imunológicas.

Portanto, a carência de vitamina D é prejudicial ao organismo, já que estudos têm relatado a associação entre níveis inadequados com várias doenças, como:

- Depressão;

- Doenças autoimunes e inflamatórias (doença de Crohn, esclerose múltipla);

- Doenças cardiovasculares;

- Hipertensão arterial;

- Insuficiência cardíaca;

- Doença arterial coronariana;

- Câncer (cólon, mama e próstata);

Mantendo a imunidade em alta

Manter o sistema imunológico competente para lidar com ataques externos, como de vírus e bactérias, é muito importante. A sua força, porém, depende de vários fatores; entre eles os níveis de vitamina D.

Estudos têm sugerido que a vitamina D é capaz de modular o sistema imune inato. O sistema imune a nossa primeira defesa; ou seja, é o exército interno que parte para o ataque imediatamente assim que o nosso corpo é invadido por microrganismos nocivos.

Quando ele está fortalecido, portanto, geralmente consegue combater o invasor sem que ele provoque danos ao organismo.

E é justamente por isso que a carência de vitamina D nos deixa mais suscetíveis a doenças infecciosas. Sabe-se também que a vitamina D tem uma ação antimicrobiana por estimular a produção de um composto chamado catelicidina, que é uma proteína que atua na destruição de agentes patológicos.

Um estudo que analisou mulheres na pós-menopausa, por exemplo, mostrou que aquelas que ingeriram (por orientação médica) uma determinada quantidade de vitamina D diariamente tiveram redução de até 90% nas infecções das vias respiratórias superiores, quando comparadas às mulheres que ingeriram uma quantidade cinco vezes menor.

Além disso, há estudos que demonstram que níveis baixos de vitamina D podem estar associadas à sepse, também conhecida popularmente por infecção generalizada.

É por isso que é importante consultar um médico e fazer um check-up periódico para avaliar como estão os níveis de vitamina D no organismo, já que níveis adequados trazem grandes benefícios ao organismo.

Alimentação não é suficiente

Mas, como conseguir a quantidade adequada de vitamina D? Somente a alimentação, infelizmente, não consegue suprir essa necessidade. Isso porque os alimentos que contêm vitamina D não apresentam quantidade suficiente para elevar os níveis no organismo.

Para conhecimento, apenas um pequeno número de alimentos carrega vitamina D, como peixe, gema de ovo e vísceras - o fígado, por exemplo.

O melhor meio de absorver vitamina D, portanto, é por meio do sol. Para isso, é necessária uma exposição diária ao sol forte do meio-dia, com a maior parte do corpo exposta, por 15 minutos.

No entanto, quem vive nas grandes cidades e trabalha em locais fechados nem sempre tem disponibilidade de parar por esse período para se expor ao sol. É por isso que nesses casos a suplementação de vitamina D é recomendada.

Já na forma ativa da vitamina D, a suplementação é frequentemente indicada por especialistas quando os níveis de vitamina D estão baixos, pois ela consegue fazer com que eles sejam ajustados dentro do período estabelecido pelo médico.

A dosagem de manutenção, porém, varia de acordo com a idade, e também com a deficiência que havia previamente. O ideal é que os níveis séricos estejam acima de 30ng/ml. No geral, para manter os níveis ajustados (sem ter de corrigi-los), as doses preconizadas são:

Bebês de até 1 ano: 400 UI/dia.

Bebês e crianças de 1 a 8 anos: 400 UI/dia.

Pré-adolescentes e adolescentes de 9 a 18 anos: 600 UI/dia.

Jovens e adultos de 19 a 70 anos: 600 UI/dia.

Idosos acima de 70 anos: 800 UI/dia.

Gestantes: 600 UI/dia.

Lactantes: 600 UI/dia.

Lembre-se, porém, de suplementar vitamina D somente sob orientação médica.

Referências:

Blume C, Garbazza C, Spitschan M. Effects of light on human circadian rhythms, sleep and mood. Somnologie. Disponível em: https://www.ncbi.nlm.nih.gov/pmc/articles/PMC6751071/ Acesso em 22 de setembro de 2020.

CAPITULO VII
Álcool e imunidade: bebida pode afetar a defesa do organismo

Uso abusivo de bebidas alcoólicas pode enfraquecer o sistema imunológico e deixar o corpo mais exposto à doenças

Manter-se saudável e adotar hábitos que fortalecem a imunidade são recomendações dos profissionais de saúde desde o início da pandemia do novo coronavírus - sendo medidas importantes para que o organismo esteja melhor preparado, caso entre em contato com o vírus. Neste contexto, o abuso de bebidas alcoólicas passa a ser um ponto de atenção relevante.

De acordo com diversos estudos, o consumo excessivo de álcool pode enfraquecer nosso sistema imunológico, tornando o corpo um alvo mais fácil para doenças. Isto acontece porque as células de defesa são afetadas pela ingestão exagerada de bebidas alcoólicas.

Impacto do álcool na imunidade

O uso crônico e pesado dessa substância reduz o número de linfócitos T periféricos e também parece causar a perda de linfócitos B periféricos - ambos relacionados com a defesa do organismo e que desempenham um papel importante no reconhecimento e destruição de organismos infecciosos, como bactérias e vírus.

Essas alterações acabam comprometendo a capacidade de resposta a patógenos (agentes causadores de doenças) e contribuindo para o aumento da suscetibilidade a infecções, incluindo as virais, como é o caso da COVID-19.

Outros estudos sugerem ainda que o uso nocivo de álcool afeta os sistemas de defesa pulmonares, causando alterações da função imune das células locais. Pode também enfraquecer as barreiras epiteliais das vias aéreas inferiores e levar a problemas pulmonares e respiratórios, como tuberculose, síndrome do desconforto respiratório agudo (SDRA) e pneumonia - o que é ainda mais grave nesse período de pandemia.

Segundo o National Institute on Alcohol Abuse and Alcoholism (NIAAA), referência mundial no tema, bebedores abusivos crônicos são mais propensos a contrair doenças como pneumonia e tuberculose do que as pessoas que não bebem exageradamente.

Apesar das pesquisas explorarem os danos associados ao uso pesado de álcool, sobretudo de modo crônico, é preciso fazer um alerta: beber muito em uma única ocasião - conhecido como Beber Pesado Episódico (BPE)* - também diminui a capacidade do corpo de evitar infecções até 24 horas depois do consumo.

Consumo de álcool na quarentena

Este alerta faz sentido especialmente em tempos de quarentena, quando o aumento do consumo de bebidas alcoólicas foi relatado por 18% dos entrevistados da pesquisa ConVid, realizada pela Fundação Oswaldo Cruz (Fiocruz), em parceria com a Universidade Federal de Minas Gerais e a Universidade Estadual de Campinas.

Associado à frequência de se sentir ansioso ou deprimido, esse crescimento teve maior registro entre as pessoas de 30 a 39 anos (26%). O uso de álcool como ferramenta para lidar com a tristeza, estresse ou ansiedade neste período é perigoso.

Por fim, é importante reforçar que os efeitos do álcool na saúde são influenciados por diversos fatores individuais (vulnerabilidade genética, estrutura física, sexo, idade, condição de saúde, dentre outros) e também de acordo com diferentes aspectos do beber (quantidade, frequência, padrão de consumo). Mas, ultrapassar os limites de consumo de baixo risco é sempre uma ameaça desnecessária à saúde que devemos evitar - independentemente de pandemia.

*BPE: consumo de 60g ou mais de álcool puro (cerca de 4 doses ou mais) em, pelo menos, uma ocasião no último mês. Uma dose padrão equivale a 14g de álcool puro, o que corresponde a 350mL de cerveja (5% de álcool), 150mL de vinho (12% de álcool) ou 45mL de destilado (vodca, uísque, cachaça, gin, tequila, com 40% de álcool).

CAPITULO VIII
Cuidados simples que melhoram a saúde
As mudanças de hábitos devem acontecer de forma gradual e sem pressão

O início de um novo ano ou mês é o período perfeito para planejar uma mudança de hábito ou a inclusão de novos na rotina. Mas se essa fase passa e você não inicia a leitura daquele livro que está na prateleira ou ainda não reservou 30 minutos para fazer uma caminhada, a tendência é estender ou até mesmo abandonar as metas.

Antes de tudo, lembre-se que não há problema em trocar os planos ao longo dos dias e, além disso, pesquisas indicam que o cérebro precisa de aproximadamente 21 dias para se adaptar às mudanças. Outro ponto importante é: sentir-se pressionado pode fazer com a atividade planejada se torne mais difícil ou menos prazerosa. Então, relaxe.

Mas se você ainda deseja ter hábitos mais saudáveis e não sabe por onde iniciar, separamos abaixo uma lista de cuidados simples que melhoram a saúde para começar a praticar hoje mesmo. Confira.

1 - Pratique mindfulness

Traduzido para o português como "atenção plena", o mindfulness é uma técnica criada nos anos 70, nos Estados Unidos e consiste em focar o pensamento no momento presente para enxergar a realidade de maneira mais clara, sem permitir que uma situação "te engula".

Diferente da meditação tradicional e da yoga, outras atividades que também proporcionam bem-estar e o alívio do estresse, o mindfulness é mais prático pois pode ser feito a qualquer hora e em qualquer lugar. Se o seu trabalho estiver te deixando nervoso, por exemplo, tente manter a atenção plena por alguns minutos mesmo que seja em sua mesa.

Lembre-se que o princípio básico do mindfulness é focar em pensamentos reais, do momento presente, permitir-se sentir o corpo e manter a respiração intensa, aquela que enche os pulmões e passa pelo diafragma.

2 - Consuma mais carnes magras

A carne vermelha é muito saborosa e nutritiva, é verdade; mas ela também é conhecida por ser fonte de gorduras saturadas. Por esse motivo, para começar a ter uma alimentação mais saudável, você pode aumentar o consumo de carnes magras, como peixe e frango sem pele, sem deixar, porém, a carne vermelha de lado.

Vale ressaltar que a carne de frango tem menos gordura quando comparada com a vermelha, é rica em aminoácidos essenciais para os músculos, bem como em ferro e vitaminas do complexo B. Mas, antes de investir totalmente na carne de frango é importante saber que elas não são todas iguais.

O modo de criação e alimentação das aves fazem toda a diferença na qualidade final.

Se você deseja fazer alterações restritivas em sua dieta ou um cronograma alimentar de longo prazo, nutricionistas e nutrólogos são os profissionais mais indicado para o fim.

3 - Diminua o sal e o açúcar da comida

O sal branco e o açúcar refinado são itens praticamente indispensáveis para algumas pessoas. Mas, no Brasil, a utilização de ambos é exagerada. Esse excesso, porém, pode trazer malefícios para a saúde, como aumento da pressão arterial, risco de diabetes, sobrecarga dos rins e candidíase recorrente.

O ideal é investir em trocas mais saudáveis. No lugar do sal, experimente temperar a comida com especiarias e ervas moídas, tais como orégano, alecrim, sálvia, tomilho, salsa, pimenta, curry, noz-moscada ou outras de sua preferência. Se no primeiro momento você sentir muita falta do sal, tenta misturar as ervas ao sal rosa.

Já para adoçar sucos, chás e cafés, experimente o açúcar mascavo, que é proveniente da cana de açúcar e mais saudável, ou outras opções. Uma outra dica é ficar atento aos produtos industrializados, eles também costumam ter uma quantidade de açúcar e sal acima das recomendações da Organização Mundial de Saúde (OMS). Desse modo, é importante priorizar alimentos *in natura*.

4 - Não deixe o sono de lado

É durante o sono que o corpo descansa, repara uma série de funções, faz a síntese de hormônios e, claro, se prepara para o dia seguinte. Por isso a privação do sono é maléfica para o coração, cérebro e organismo como um todo. Um adulto precisa de sete a oito horas de sono por noite. Então tente se programar para ir para a cama todos os dias no mesmo horário, criando assim uma rotina.

5 - Beba água

Caso você esteja se perguntando porque a água é tão importante, lembre-se que 70% do corpo humano é composto por este líquido. Sendo assim, ele ajuda a manter o corpo hidratado, filtra as impurezas, ajuda a controlar a pressão sanguínea, regula o intestino, entre outros benefícios.

É comum ouvir que o ser humano precisa beber dois litros de água por dia, e o cálculo para saber se essa quantidade é mesmo ideal é baseada na seguinte conta: seu peso multiplicado por 0,03. Porém, melhor que saber um número exato, é criar o hábito de beber água regularmente.

A sede, por exemplo, pode ser entendida como um sinal de que o seu corpo está desidratando. Portanto, para melhorar esse aspecto, deixe uma garrafinha de água na sua mesa do trabalho, no quarto, ou carregue, caso for praticar exercícios físicos.

Aos poucos, é possível cultivar pequenos hábitos e cuidados que transformam a sua saúde.

CAPITULO IX
Nossas células também envelhecem. Veja quais nutrientes ajudam a minimizar o processo

Alguns aminoácidos podem ajudar na proteção contra os danos causados pelos radicais livres

Ao longo dos anos, nossas células passam por uma série de alterações que podem acelerar o processo de envelhecimento celular e predispor o aparecimento de algumas doenças. Diversos fatores estão por trás desse processo e podem acelerá-lo, como a poluição e o tabagismo que, por sua vez, podem causar o excesso dos radicais livres.

Ainda que envelhecer seja um processo natural, a boa nutrição é uma grande aliada na hora de proteger a saúde das células. Isso porque, durante o envelhecimento, a nutrição pode ficar prejudicada, já que a capacidade de ingerir, digerir, absorver e metabolizar os nutrientes diminui. Portanto, a atenção com a alimentação deve ser redobrada.

Alguns nutrientes como as vitaminas C e E, por exemplo, são importantes antioxidantes para combater o excesso de radicais livres, reduzindo seu impacto negativo sobre as células e contribuindo para a melhora do seu funcionamento. Veja abaixo como funciona o processo de envelhecimento celular e como o adequado aporte nutricional pode ajudar a evitar doenças.

Glutationa, o antioxidante das células

Para entender melhor, os radicais livres são moléculas formadas durante os processos metabólicos que ocorrem naturalmente no nosso corpo, como a respiração celular, por exemplo. O problema é que, quando eles são produzidos em excesso, podem gerar o chamado estresse oxidativo, que está associado a inúmeras doenças crônicas, como diabetes, hipertensão e até mesmo Alzheimer.

O estresse oxidativo pode ser reduzido pela ação dos antioxidantes, que reagem com os radicais livres, neutralizando essas moléculas. A glutationa, por exemplo, é o principal antioxidante natural das células e atua em diversos processos do corpo, tendo um papel chave na proteção celular.

A glutationa é formada por três principais nutrientes: ácido glutâmico, cisteína e glicina, que são produzidos pelo corpo e também encontrados em alimentos fontes de proteínas. Entretanto, a cisteína e a glicina podem se encontrar reduzidas em pessoas idosas e com doenças crônicas como diabetes, por exemplo. Quando deficientes no organismo, a produção de glutationa é prejudicada e, portanto, as células ficam menos protegidas e mais expostas à ação dos radicais livres, já que o efeito antioxidante fica comprometido.

Outros nutrientes presentes nos alimentos que também participam da defesa antioxidante do organismo são as vitaminas B27, E e C, e os minerais zinco e selênio, todos antioxidantes que auxiliam nesse processo (ou mecanismo).

Como a alimentação pode ajudar a proteger as células?

Quando a alimentação é inadequada e deficiente em nutrientes importantes para o corpo, pode haver danos à saúde e piora na qualidade de vida. É por isso que é importante ter uma alimentação variada, com nutrientes que tenham propriedades antioxidantes e que ajudem a estimular o processo de proteção natural do organismo.

Entre a população idosa há uma série de fatores que podem prejudicar a ingestão adequada de nutrientes, como: doenças crônicas, consequências do uso de medicamentos, alterações da mobilidade, dificuldades em se alimentar e até mesmo a depressão. Portanto, é preciso encontrar soluções para auxiliar na promoção da qualidade de vida e envelhecimento saudável.

Referências:

Birben E, et al. Oxidative Stress and Antioxidant Defense. World Allergy Organ J. 2012;5(1):9-19.

CAPITULO X

Fadiga: como identificar e prevenir o cansaço excessivo

Hábitos saudáveis ajudam evitar e tratar o problema; suplementos alimentares também têm papel importante

Não é normal acordar cansado todos os dias, com uma fadiga intensa ou vontade de voltar para a cama. Você sabia que, quando o desânimo físico é constante, é sinal de que alguma coisa não anda bem no organismo?

Se você não fez alguma atividade física intensa para justificar a falta de disposição, é preciso identificar o que é que está causando o cansaço excessivo. A boa notícia é que, na maior parte dos casos, é possível tratar o problema com estratégias alimentares, suplementação e mudança de hábitos de vida.

Além de impactar em muitos outros pontos para a saúde, o estilo de vida importa muito quando se trata de evitar a fadiga. O excesso de álcool ou o uso de drogas, por exemplo, são capazes de provocar desgaste físico, trazendo aquele cansaço que parece não melhorar.

Eles, porém, não são os únicos responsáveis, mas também a falta de sono adequado, o sedentarismo, o excesso de atividade física, além de medicações como anti-histamínicos ou determinados medicamentos para tosse. E, claro, os hábitos alimentares não ficam fora dessa: a falta de nutrientes adequados para o corpo - além do excesso daqueles nocivos ao organismo - é um caminho que leva à fadiga.

Além disso, o cansaço físico também pode acontecer em decorrência de um processo orgânico. Para gerar a energia que precisamos no dia a dia, as células do corpo realizam uma série de reações químicas. No entanto, para que esse procedimento aconteça, elas também liberam amônia, que é uma substância tóxica para organismo, inclusive para o sistema nervoso central. Quando essa substância está em excesso na nossa circulação, inevitavelmente o cansaço aparece.

O que fazer para acabar com a fadiga?

Em primeiro lugar, o ideal é passar a dormir bem, e isso não vale apenas para a quantidade de horas de sono - é preciso ter um sono de qualidade. Por isso, se você acorda cansado todos os dias, é importante procurar um especialista para entender se não há outros fatores atrapalhando o descanso, inclusive se não é apneia do sono.

Paralelamente, é preciso investir em uma alimentação saudável, com alimentos nutritivos. Aqui, vale a premissa: descasque mais e desembale menos.

A atividade física deve andar junto com todas as medidas de combate ao cansaço. Mas atenção: o ideal é praticar exercícios moderados e de forma regular, afinal, o cansaço pós-exercício além das capacidades físicas do corpo também nos deixa prostrados.

Uma dica é contar também com a combinação entre aspartato de arginina e vitamina C, que pode ajudar na eliminação da amônia em excesso do organismo. Para entender melhor, a arginina é capaz de transformar em ureia aquela amônia tóxica que desencadeou o cansaço, levando a eliminação dela pela urina e reativando a energia do organismo.

Esse mecanismo coopera para combater a fadiga física, muscular e até mesmo mental ou psíquica. Além disso, a arginina também desempenha outro papel importante no corpo, que é o de estimular a produção de óxido nítrico, essencial para o relaxamento dos vasos sanguíneos, que colabora favoravelmente para bom funcionamento do sistema muscular, além de outras vantagens.

Referências:

Mayo Clinic. Fatigue.

CAPITULO XI
Seus amigos podem estar fazendo bem (ou mal) para sua a saúde

Novo estudo revela que amigos podem influenciar positivamente ou negativamente em nossa saúde

Uma pesquisa recente indicou que as amizades podem interferir indiretamente em nossa saúde, de forma contagiosa e não-intencional.

Por exemplo: se você tem um amigo obeso, a sua chance de ser obeso é bem alta, de acordo com o novo estudo. Isso acontece porque tendemos a copiar o comportamento de pessoas que admiramos, mesmo que isso não seja de forma consciente - o que foi denominado de "contágio social".

E essa atitude resulta em imitar tanto hábitos bons quanto ruins, a depender do ciclo social. Não à toa gravidez, casamentos, divórcios e até doenças cardiovasculares ou câncer parecem se "espalhar" de um amigo para outro.

A análise foi chamada de Farmingham Heart Research ("Estudo Cardíaco de Framingham") e administrada por cientistas de universidades como

Harvard e Cambridge. Nela, os pesquisadores têm acompanhado a influência dos contatos sociais em norte-americanos desde a década de 1940.

Obesidade

O estudo aponta que, caso algum amigo muito próximo apresente obesidade, você tem 57% mais chances de se tornar obeso do que o habitual. Já se seu irmão ou irmã tem obesidade, sua probabilidade é de 40%.

Por outro lado, se a pessoa obesa for seu companheiro (a), as chances de você ter a mesma condição são de 37%. Além disso, em qualquer tipo de relação, se ambas as pessoas forem do mesmo sexo, maiores os riscos de obesidade.

Doenças não-infecciosas

Outro dado que chama atenção no estudo mostra que, caso seu amigo tenha uma enfermidade que não é contagiosa (como câncer, diabetes, AVC e hipertensão), cuidado: você pode adquirir a mesma doença.

Temos tendência a copiar o comportamento de amigos mesmo sem intenção.

Normalmente, a genética e o envelhecimento são fatores que influenciam no surgimento de certas doenças. Porém, o risco de apresentar patologias não-infecciosas aumenta caso você tenha maus hábitos, como fumar, má alimentação, vícios e sedentarismo.

A questão é que muitos desses hábitos são copiados de amigos. Por esse motivo, muitas pessoas começam a fumar na adolescência, pelo desejo de experimentar algo que o amigo está fazendo ou parecer popular entre um grupo de pessoas.

Outro exemplo são as refeições. Se seu amigo pede um hambúrguer em um restaurante mesmo com várias opções saudáveis no cardápio, muito provavelmente você tende a escolher o mesmo item ou algo que também fuja da linha "saudável".

Depressão

Anda desanimado e com sinais de depressão? Pois saiba que isso também pode ser um sinal de "contágio" de amigos seus - especialmente se eles também apresentam os mesmos sintomas, o que aumenta o risco de você desenvolver depressão clínica.

No quesito relacionamento, caso seu amigo(a) também apresente problemas em relações interpessoais, seja com a família, na escola ou com o(a) cônjuge, as chances de você ter os mesmos problemas é grande.

Pensamento negativo

De acordo com uma reportagem da BBC, um outro experimento, desta vez feito com 700 mil usuários do Facebook, aponta que se nossos amigos compartilham muitas postagens negativas, tendemos a fazer o mesmo e nos tornarmos pessoas mais pessimistas.

Por outro lado, quando a exposição dos usuários a conteúdos negativos foi reduzida, eles aumentaram a quantidade de postagens positivas - até mesmo publicando mais fotos com legendas alegres.

Dessa forma, é possível notar que, mesmo sem a interação presencial, os sentimentos entre um mesmo ciclo de amigos também se contaminam pelas redes sociais. Por isso, fique atento ao que seus amigos andam postando.

Lado bom do contágio social

Se por um lado ter amigos com hábitos ruins nos influencia negativamente, por outro as ações sociais compartilhadas por pessoas próximas têm influenciado multidões positivamente.

Tentativas coletivas para adoção de hábitos saudáveis tem sido adotadas à medida que são divulgadas em ciclos sociais, como o "janeiro sem álcool", "segunda-feira sem carne", "dia sem carro" e "adote uma carta", etc.

Além disso, pesquisas estão em andamento sobre como o contágio social pode ser aplicado em políticas públicas, de forma a encorajar estilos de vida mais saudáveis.

CAPITULO XII
Como o estresse afeta a saúde gastrointestinal
Reação do organismo pode provocar azia, gases e até diarreia

Um dia estressante, com trânsito, discussão no trabalho e muitas tarefas pendentes parece algo "normal" para a maioria das pessoas. É como se o estresse já fizesse parte do nosso estilo de vida, principalmente em grandes metrópoles. Viver constantemente estressado, porém, está longe de ser normal ou saudável para o seu corpo.

Em primeiro lugar, é bom entender o que significa o estresse. Apesar de associarmos a palavra a um estado de nervosismo ou irritação, o estresse é muito mais do que isso. Trata-se de uma reação natural do organismo frente a uma situação de perigo ou tensão, com o objetivo de nos deixar em estado de alerta.

As pupilas dilatam, os batimentos cardíacos ficam acelerados e uma série de hormônios - como o cortisol - são liberados na corrente sanguínea. O estresse, portanto, envolve não só reações físicas, mas químicas também.

Com o tempo, porém, o estresse perdeu este conceito de "reação natural" e passou a designar algumas situações desagradáveis, como as que citamos no começo do texto. Mesmo assim, cada um pode ter uma visão diferente deste estado emocional, bem como reagir a ele com maior ou menor intensidade.

Abaixo, falamos melhor sobre os desdobramentos do estresse no organismo e como aliviá-los.

Quais são os sintomas do estresse?

Esbravejar e discutir não são, necessariamente, sintomas do estresse. A manifestação deste problema pode ser muito mais sutil e silenciosa do que isso. Tensão na nuca e nos ombros, dor de cabeça, distúrbios do sono, queda de cabelo, cansaço constante e imunidade baixa, por exemplo, são alguns sinais que costumam acompanhar altos níveis de estresse.

Outra parte do corpo que costuma ser muito afetada pelo estresse é o sistema gastrointestinal. Você já ouviu falar em dispepsia? Trata-se da dificuldade de digerir alimentos e está relacionada a sintomas como dor, queimação, azia, náuseas, estufamento e distensão abdominal. Pode lembrar também uma simples gastrite.

O que muita gente não sabe é que o estresse - ou até mesmo a ansiedade - pode levar à dispepsia e causar todos esses sintomas desconfortáveis. Nessas condições psicossociais, pode haver mudanças na secreção do suco gástrico e na motilidade intestinal, influenciadas pelos hormônios liberados pelo estresse.

Por isso, não é incomum que pessoas sob alto nível de estresse apresentem sintomas como queimação, azia, cólicas, gases, prisão de ventre e até diarreia. Quem sofre com refluxo gastroesofágico também pode perceber a piora do quadro após um dia muito estressante, por exemplo. Estar atento a esses desconfortos é fundamental para entender se o estresse está fora de controle e comprometendo a saúde e o bem-estar - físico e emocional.

Aliviando os sintomas

Sabemos que ficar completamente imune ao estresse não é lá uma tarefa muito simples. Muitas vezes, o próprio cotidiano nos leva a reagir aos eventos de forma impulsiva e agitada, com altas doses de estresse. Ainda assim, é muito importante fazer um esforço para tentar diminuir essa reação no dia a dia. Praticar atividade física regularmente, cuidar da postura e controlar a respiração são algumas medidas que, em médio e longo prazo, podem ajudar a manter o estresse em níveis adequados, sem comprometer a saúde e a disposição. Aprender a enxergar o lado bom de tudo e rir mais também pode funcionar como um ótimo antídoto para o estresse.

CAPITULO XIII
Como aumentar a disposição física

Ingerir vitaminas do complexo B, dormir melhor e fazer exercícios físicos podem aumentar a energia e melhorar o humor

A combinação de ingestão de nutrientes e vitaminas com bons hábitos físicos é crucial para o humor e a disposição no dia a dia. O responsável por essa conexão dentro do organismo é o metabolismo energético, uma rede complexa de reações químicas que convertem os alimentos em moléculas e em energia.

Desta forma, manter hábitos saudáveis e uma alimentação balanceada, complementada por multivitamínicos quando necessário, é meio caminho andado para ter disposição física para encarar as tarefas do trabalho, da família e dos compromissos sociais. Confira, a seguir, três maneiras simples e acessíveis para melhorar sua energia e seu humor.

Consumir vitaminas do complexo B

Quando se fala em "vitamina B" não se trata apenas de uma, mas de um complexo composto por oito vitaminas diferentes. Todas têm o papel de transformar os alimentos em energia no organismo, e cada uma carrega suas particularidades. Veja as principais a seguir:

- Vitamina B1 (tiamina): é essencial para o sistema neurológico, coração e para o metabolismo de carboidratos;

- Vitamina B2 (riboflavina): essencial para metabolismo energético e para metabolismo e transporte de ferro no organismo;

- Vitamina B3 (niacina): necessária para metabolismo energético e sistema neurológico. Contribui também para a saúde de pele e mucosas;

- Vitamina B5 (ácido pantotênico): necessária para o metabolismo lipídico, agindo na liberação de energia a partir dos carboidratos;
- Vitamina B6 (piridoxina): necessária para metabolismo proteico, transporte e metabolismo de ferro e manutenção da hemoglobina;
- Vitamina B7 (biotina): contribui para o metabolismo energético e lipídico.

Alguns dos alimentos ricos em vitaminas do complexo B são abacate, carne vermelha, vegetais verde-escuros, cogumelos, oleaginosas, leite e seus derivados.

Cuidar da qualidade do sono

Noites bem dormidas - e isso inclui tanto a quantidade de horas de sono quanto a qualidade dele em função das condições gerais saúde - são essenciais para manter a disposição física.

No que diz respeito às horas dormidas, não existe um número uniforme de tempo necessário de sono: os "curto-dormidores" precisam de cerca de seis horas, os "longo-dormidores", de nove e os "indiferentes", de oito horas. Respeitar o próprio organismo ajuda a melhorar a disposição, a concentração e memória, além de reduzir o risco de doenças.

Exercitar-se (de preferência ao ar livre)

Iniciar um exercício físico pode ser a última coisa que uma pessoa com baixa disposição queira fazer, mas acredite: este é o melhor estimulante para a produção de energia. No nível celular, quando os músculos iniciam qualquer atividade física, são formadas unidades de produção de energia que estimulam a continuidade do novo hábito.

O oxigênio passa a circular melhor no sangue, o que aumenta a disposição geral e beneficia o funcionamento cardíaco. Os hormônios do estresse, como o cortisol, são controlados e param de "sugar" energia, ao mesmo tempo em que os hormônios do prazer e do vigor, como endorfina e adrenalina, são produzidos e dão um ânimo extra. E mexer o corpo também ajuda a regular o sono.

Se a atividade física puder ser feita ao ar livre, melhor ainda. Estudos realizados ao longo dos anos já chegaram a um consenso: em comparação com a malhação feita em ambientes fechados, aquela praticada sem paredes ao redor é associada a uma maior sensação de revitalização, mais energia e mais chances de manter o hábito, além de menos tensão, confusão, raiva e depressão.

Referências:

USP (Universidade de São Paulo). Livro de professora do IQ descomplica alimentação e metabolismo para leigos.

CAPITULO XIV
Hábitos que estimulam o foco e a concentração

Pausas durante o expediente, cafeína, meditação e natureza são elementos que estimulam a atenção

Conseguir manter o foco pelo máximo de tempo possível é uma habilidade que todos desejam. É fácil entender por quê: com a concentração em alta, o rendimento profissional melhora, não é necessário levar trabalho para casa e sobra mais tempo livre para se dedicar à família e aos compromissos sociais. Às vezes, no entanto, o cérebro não dá conta de permanecer focado pelo tempo que você deseja. Independentemente do motivo, fato é que essa é a hora de dar uma forcinha à própria cabeça e, por meio de hábitos e atividades simples, estimular a concentração.

Conheça, a seguir, quatro das melhores formas de aumentar as chances de sua atenção ser plena no dia a dia.

Fazer intervalos rápidos entre as atividades

O sistema de controle cognitivo entra em fadiga e começa a falhar depois de um período de concentração, precisando de um tempo razoável para se recuperar. Em resumo: a mente fica cansada, a dispersão vem com tudo e o processo para recuperar o foco pode ser demorado.

Para evitar que isso aconteça, o ideal é fazer uma pausa antes do momento de virada no cérebro. Desta forma, o processo de declínio cognitivo não se inicia e é mais fácil continuar com atenção. O tempo varia de pessoa para pessoa e o corpo dá sinais da dispersão, como ter que reler frases ou começar a olhar muito para os lados.

Ao notar algo assim, pare por dois minutinhos, areje os pensamentos e retome sua atividade com o foco preservado.

Consumir cafeína

Doses diárias de cafeína (de 150 mg a 600 mg) ajudam a manter o estado de alerta e a melhorar tanto a performance quanto o raciocínio, por um período de até seis horas.

A forma mais comum de ingerir cafeína no Brasil é, sem dúvida, bebendo o cafezinho de cada dia. Cada xícara de 150 ml café tem entre 65 mg e 115 mg de cafeína, dependendo do tipo de grão e da forma como a bebida for preparada.

Aderir à meditação

A meditação, quando feita regularmente, muda padrões cerebrais e torna seus adeptos pessoas mais atentas e focadas. Comparações de imagens de ressonância magnética dos cérebros daqueles que meditam e daqueles que não meditam mostram que o primeiro grupo tem mais estabilidade no córtex posterior medial frontal, uma região associada aos pensamentos livres.

Na prática, isso significa que, mesmo que as pessoas que meditam queiram deixar a cabeça "vazia", há foco em algo que esteja acontecendo ao redor; quando elas decidem se concentrar para valer e por vontade própria, têm muito mais facilidade que os outros.

Caminhar na natureza

Não precisa ser em uma mata nem com ritmo de exercício físico: o simples fato de andar por cerca de 50 minutos entre árvores, plantas e animais já melhora em até 20% o foco e a memória.

Isso ocorre porque a natureza desperta, na maioria das pessoas, a curiosidade pelos estímulos do ambiente e a habilidade de explorar e aprender. Ir ao parque logo no começo da manhã ou aproveitando a hora do almoço é uma ótima forma de estimular sua concentração.

Referências:

Lleras, Alejandro et al. Brief and rare mental "breaks" keep you focused: deactivation and reactivation of task goals preempt vigilance decrements.

CAPITULO XV
Algumas formas de incluir o autocuidado no dia a dia

Hábitos simples estimulam a saúde e o bem-estar emocional

O objetivo lembrar a importância de estar atento à própria saúde 24 horas por dia, sete dias por semana. Apesar de parecer algo "básico", esse olhar de cuidado com nós mesmos nem sempre é colocado em prática.

Isso ocorre por inúmeros motivos: dia a dia estressante, rotina agitada, agenda com muitos compromissos. Ainda assim, é fundamental desacelerar e prestar atenção ao que nosso corpo nos diz. Abaixo, listamos alguns hábitos que trazem o autocuidado para o nosso dia a dia sem nenhuma complicação. Veja como colocar em prática:

1 - Autoconhecimento

Essa é uma ferramenta poderosa para cuidar da saúde - física e emocional - e prevenir doenças. Com a ajuda do autoconhecimento, é possível ter consciência das próprias condições e, dessa forma, buscar o tratamento mais adequado para qualquer problema e enfermidade, com o devido acompanhamento médico, é claro.

O uso responsável de medicamentos, por exemplo, é um importante pilar do autocuidado, um direito do cidadão assegurado pela Organização Mundial da Saúde, e ajuda no tratamento de males leves e já conhecidos. Os medicamentos isentos de prescrição podem ajudar no alívio de prisão de ventre, dores de cabeça, febre, tosse e outros sintomas.

Mas atenção: automedicação e a autoprescrição são coisas diferentes. A automedicação responsável envolve o uso de medicamentos isentos de prescrição, os MIPs, que são aprovados pelas autoridades sanitárias para tratar sintomas e males menores. Mesmo sendo isentos, no entanto, eles devem ser administrados com consciência e responsabilidade.

A ABIMIP (Associação Brasileira da Indústria de Medicamentos Isentos de Prescrição) orienta ainda que, em caso de dúvida, o paciente escolha estes medicamentos (MIPs) com a ajuda de um farmacêutico; leia todas as informações do produto antes de tomá-lo; e interrompa o seu uso se os sintomas persistirem ou piorarem, devendo buscar auxílio médico imediatamente.

Já a autoprescrição diz respeito ao uso indiscriminado e indevido de medicamentos tarjados, sem a apresentação de uma receita médica. Medicamentos como estes necessitam de prescrição porque se destinam a quadros clínicos que exigem maior cuidado e controle, ao contrário dos MIPs.

2 - Sono

Para algumas pessoas, o sono é um mero detalhe da rotina. Para ter uma saúde plena e completa, porém, é fundamental dar um pouco mais de atenção à rotina do sono. O descanso tem um efeito importante na saúde - e a falta dele pode causas problemas graves, desde pressão alta até ansiedade.

Por isso, o primeiro passo é investir na chamada higiene do sono, um conjunto de hábitos que proporcionam um sono melhor e profundamente restaurador. É necessário criar um ambiente calmo e livre de distrações (como televisão, computador e celular); evitar refeições pesadas antes de dormir; e não ingerir café, álcool e outras bebidas estimulantes à noite.

3 - Movimento

Exercícios físicos são um poderoso antídoto para muitos problemas de saúde. Alguns minutos por dia já são o suficiente para fazer a diferença. Estar em movimento melhora o humor, diminui o estresse, previne algumas doenças cardiovasculares e até melhora o sono, só para citar algumas vantagens.

Isso não significa, porém, que só atletas possam ter direito a tais benefícios. Como foi mencionado, alguns minutos por dia já fazem bem para a saúde - o que importa é a regularidade. Comece aos poucos: caminhe mais para chegar ao trabalho, troque o elevador pelas escadas e escolha uma atividade que lhe dê prazer, mesmo que seja fora da academia.

4 - Nutrição

Uma boa alimentação, rica em frutas, vegetais e alimentos integrais, é capaz de trazer tantos benefícios para a saúde quanto a prática regular de exercícios físicos. Por isso, comer bem é mais do que uma forma de manter o peso em dia - é praticamente a base de toda a nossa vida. Mas, o que significa comer bem?

A palavra-chave é equilíbrio. O caminho é reduzir o consumo de carboidratos simples, açúcares, gorduras saturadas e ultraprocessados, como salgadinhos, bolachas, bolos recheados e congelados. Em vez disso, priorize alimentos naturais e faça suas próprias refeições em vez de pedir aquele fast-food.

5 - Laços

Todas as atividades mencionadas anteriormente são importantes para manter a saúde física e emocional em dia. Além delas, também é interessante reservar um momento para cultivar laços e amizades. Essa conexão, que pode ser com amigos ou mesmo com a família, afasta a solidão, aumenta a confiança e também o senso de propósito, nos ajudando a enxergar o mundo sob outras - e novas - perspectivas.

6 - Paz ao redor

Por fim, vale a pena investir em atividades terapêuticas, que ajudam a relaxar corpo e mente de uma só vez. Vivemos, muitas vezes, sob o efeito constante do estresse, que pode prejudicar a saúde de muitas formas diferentes. Por isso, é importante encontrar um tempo livre para meditar, ficar em silêncio e praticar alguma atividade ao ar livre.

CAPITULO XVI
Descubra como a ansiedade pode afetar a saúde do coração

Ansiedade relacionada ao estresse do dia a dia podem ocasionar infarto do miocárdio até mesmo em pacientes jovens

Coração acelerado, tremor nas mãos, pernas ou no corpo, angústia, apreensão, irritabilidade, dificuldade de concentração, perturbação do sono, rubor, suor excessivo, ganho ou perda de peso sem uma razão específica. Esses são alguns dos principais sinais de transtorno da ansiedade generalizada (TAG), distúrbio que vem preocupando a cardiologia, não apenas no Brasil, mas globalmente.

De acordo com dados da Organização Mundial de Saúde (OMS), cerca de 9,3% dos brasileiros apresentam os sintomas da patologia, número três vezes maior que a média mundial e que deixam o país no topo do ranking de casos registrados.

É natural sentirmos ansiedade em determinados momentos, como nas horas que antecedem um acontecimento importante, uma entrevista de emprego, uma experiência nova, uma prova, teste, apresentação ou ao expor ideias.

A ansiedade é uma reação normal em situações que podem provocar expectativas, insegurança, medo ou dúvidas. No entanto, quando esse sentimento é negativo ou paralisante, algo está errado.

Ansiedade em excesso faz mal ao organismo. Quando o nível de ansiedade é desproporcional aos acontecimentos geradores do transtorno, causa sofrimento e interfere na qualidade de vida, gerando diversos sintomas físicos, além dos emocionais que afetam o desempenho familiar, social e profissional dos indivíduos.

Perigos para o coração

Para sistema cardiovascular os danos são reais e cada vez mais comuns. Há um número crescente de relatos de episódios de ansiedade relacionados ao estresse do dia a dia e ao desenvolvimento da doença arterial coronária, inclusive com possibilidade de infarto do miocárdio até mesmo em pacientes jovens.

O transtorno da ansiedade pode gerar uma série de efeitos no corpo, como acelerar os batimentos cardíacos, levar ao mecanismo de vasoconstrição (diminuição do diâmetro dos vasos sanguíneos) e o aparecimento da hipertensão arterial, obesidade e diabetes. Em pessoas com carga genética ou fator de risco (o tabagismo, por exemplo), a consequência pode ser o desenvolvimento mais rápido da doença arterial coronária.

A ansiedade pode ainda ser a responsável pelo aparecimento de arritmias, entre elas a fibrilação atrial, ou seja, uma contração desordenada da musculatura atrial do coração que, em muitos casos, levam ao aumento dos batimentos cardíacos com sensação de mal-estar e tontura.

Ansiedade cardíaca

E a relação entre ansiedade e o sistema cardiovascular não para por aí. Desde o início dos anos 2000, o universo da cardiologia reconhece um tipo de ansiedade específica relacionada ao coração, a chamada ansiedade cardíaca (AC). Exemplificando: trata-se do medo de estímulos e sensações relacionadas a sintomas e manifestações cardíacas, consideradas negativas ou perigosas pelo paciente.

A AC é uma síndrome que se caracteriza por sensações ou dores recorrentes, mas sem alterações físicas que as expliquem. Não é raro encontrar nos indivíduos acometidos pela ansiedade cardíaca comportamentos hipocondríacos, que acabam gerando diagnósticos desnecessários.

Embora esse tipo de distúrbio tenha sido originalmente conceituado como um problema psicológico em pessoas não portadoras de doença física, estudos apontam que ele também pode ser uma questão relevante no tratamento de pacientes cardiopatas. Isso porque evidências mostram que depois de receberem um diagnóstico de doença cardíaca, alguns pacientes passam a se concentrar intensamente no funcionamento do coração e ficam dominados pelo medo e preocupação com os sintomas cardíacos.

Hoje muitos locais contam com o Questionário de Ansiedade Cardíaca (QAC), que auxilia na investigação de sintomas do transtorno e a necessidade de encaminhamento para tratamento especializado. Essa triagem rápida é particularmente útil em serviços cardiológicos ambulatoriais muito movimentados ou de emergência.

Ansiedade tem cura?

Muitas pessoas sentem-se ansiosas por não saberem lidar com o grau de exigência pessoal, por não conseguir organizar-se dentro do tempo necessário para as coisas e também pela preocupação ou expectativa excessiva com o futuro. Pode parecer um pouco difícil tratar e se livrar de vez da ansiedade; mas, com um pouco de disciplina, autopercepção e tratamento especializado é possível controlar esse transtorno.

Se você apresenta os sintomas mencionados acima, de forma persistente e de difícil controle, que já perduram por meses, é fundamental buscar ajuda profissional para interromper esse processo. A avaliação com um médico ou psicólogo será capaz de indicar o tratamento mais qualificado para você. Em alguns casos, é necessária a atuação de uma equipe multidisciplinar, que também pode envolver profissionais da área da cardiologia.

CAPITULO XVII

Relaxamento muscular: o que é, técnicas e dicas para fazer

Você sabia que a tensão muscular pode ter causas físicas e emocionais? Veja técnicas para relaxar os músculos

É natural que depois de um dia estressante ou de uma atividade física intensa, sintamos algumas dores musculares e uma vontade forte de relaxar. Vejamos o que é o relaxamento muscular e como fazer ele acontecer.

O que é relaxamento muscular

O relaxamento muscular é um alívio da contração muscular por um certo período de tempo. Trata-se de uma distensão da musculatura que pode ocorrer com o auxílio de remédios, exercícios ou técnicas de relaxamento, como explica o fisioterapeuta Mateus Martinez.

Ele acontece quando há uma diminuição da concentração de cálcio nas células, responsável pela contração das fibras musculares, que ficam nesse estado de tensão devido a algum estímulo nervoso (seja físico ou emocional).

Por isso, o relaxamento muscular é fundamental para o bom funcionamento das fibras. "É por meio dele que conseguimos nutrir mais a fibra e evitar sua fadiga", aponta o fisioterapeuta Fernando Zikan. Principalmente porque, quando tensionadas, elas correm mais risco de sofrer lesões e ocasionar dor.

No entanto, o cálcio não é o único responsável pela contração e pelo relaxamento dos músculos. Há ainda uma série de fatores que podem influenciar nisso, como agentes químicos (neurotransmissores, moléculas de energia), agentes físicos (alongamento, agulhamento) e psicológicos, segundo Martinez.

Portanto, o importante é identificar o que está causando determinada tensão muscular e atuar nela. "Se a tensão muscular for causada pelo excesso de cálcio, o ideal é regular a concentração dele para que o problema seja resolvido. Ao mesmo tempo, é possível lançar mão de algumas técnicas de relaxamento que consigam distender o músculo momentaneamente", orienta.

Momento ideal para relaxar

Em geral, o momento do dia em que este relaxamento deve acontecer é durante o sono profundo. "Nesse período, desligamos nosso sistema de vigília e conseguimos relaxar e potencializar as ações sobre a fibra muscular", explica Martinez.

Quem não consegue chegar nesse momento mais profundo do sono acaba acordando cansado, pois não teve a oportunidade de ter o relaxamento muscular adequado, o que tende a levar a fibra à fadiga crônica.

Relaxantes musculares

Não são só remédios que são considerados relaxantes musculares. Existem diversos tipos, mas os principais são:

1- Massagem

Promove um aquecimento local e melhora da circulação sanguínea, facilitando o relaxamento da contração muscular.

2- Alongamento

Realiza um estiramento das fibras musculares, o que alivia e relaxa o músculo.

3- Exercícios de contração muscular leve

Gera uma contração suave dos músculos, que ajuda a relaxar aquela contração sustentada da musculatura.

4- Bolsa de água quente

Aquece a musculatura aumentando o fluxo sanguíneo local, o que facilita o relaxamento das fibras musculares.

5- Medicamentos

Existem diversos remédios com capacidade de relaxar a musculatura. Para saber qual é o melhor para cada caso, o ideal é sempre procurar um médico. Também é importante lembrar que relaxante muscular em si não tem ação analgésica sozinho.

Segundo o médico ortopedista Thiago Santos, da clínica Climedin, a eficácia dos medicamentos para esse fim é bem parecida e varia de acordo com a quantidade ingerida.

Então, apesar de ser seguro tomar remédio considerado um relaxante muscular, existem algumas contraindicações que devem ser discutidas antes. "Pessoas que têm arritmia cardíaca, por exemplo, não podem utilizar qualquer relaxante. Por isso, a escolha vai depender de cada pessoa e de cada patologia", diz.

Além disso, a grande maioria dos relaxantes musculares dão sono, de acordo com o ortopedista. Alguns dão menos, outros dão mais e o efeito "sonolento" vai depender do organismo de cada paciente.

Técnicas de relaxamento muscular

- Alongamento;
- Automassagem;
- Liberação de ponto gatilho;
- Meditação conduzida;
- Yoga

1- Alongamento

Alongamento diário: como fazer

Faça um alongamento puro, ou seja, alongue a musculatura que se deseja relaxar e mantenha a posição por 1 minuto. Confira em detalhes como fazer:

2 - Automassagem

A automassagem pode ser também uma técnica bem eficaz para conseguir relaxar a musculatura. Ela pode ser feita com suas próprias mãos ou com objetos, como uma bola de tênis que pode ser pressionada na região afetada.

3- Liberação de ponto gatilho

A técnica chamada de "liberação de ponto gatilho" consiste em achar um ponto doloroso no músculo que está tenso e pressioná-lo com bastante força usando o dedo. É indicado pressionar por 1 minuto, ou até que a dor da pressão cesse.

Essa técnica faz com que o ponto gatilho (local do músculo que tem maior tensão e contração local de fibras musculares) relaxe, aliviando a contração de todo o músculo.

4- Meditação conduzida

A meditação ajuda no controle da mente e de seus impulsos excitatórios, que podem ocasionar a tensão dos músculos. Você pode procurar na internet, aplicativos e livros para praticar.

5- Yoga

A yoga é outra técnica que auxilia no controle mental. É muito bem vinda para o treinamento de nosso sistema nervoso regulador e auxilia no relaxamento de todo o corpo.

Exercícios para relaxar os músculos

Os exercícios mais efetivos para relaxamento muscular são os chamados "contrai e relaxa". Nesse tipo de técnica, a pessoa faz uma contração forte e sustentada da musculatura que visa relaxar por aproximadamente 10 segundos.

Após esse tempo, a pessoa relaxa completamente e realiza um alongamento da mesma musculatura por também 10 segundos. Repete-se isso por 3 a 5 vezes e obtém-se um ótimo resultado de relaxamento muscular.

Além disso, exercícios aeróbicos leves podem ajudar a relaxar a musculatura, especialmente se forem feitas na piscina e com água aquecida.

Fontes consultadas:

Fisioterapeuta Mateus Martinez, mestre em Fisioterapia Esportiva pela University of Queensland, na Austrália, Diretor de Fisioterapia na Pés Sem Dor e membro da Australian Physiotherapy Association (APA)

CAPITULO XVIII
A forma como você anda diz muito sobre a sua saúde

Pesquisas mostram expectativa de vida mais baixa para quem anda devagar; veja como calcular sua velocidade

Andar é a atividade física aeróbica mais comum de todas, pois as exercemos para nos locomovermos de um lugar para outro. A caminhada tem diversos benefícios, como emagrecer, evitar doenças cardíacas e diabetes, fortalecer ossos e músculos, melhorar o equilíbrio e o humor. Porém, estudos mostram que a forma como você anda também pode dizer muito sobre sua saúde.

Expectativa de vida

Sexo	Ritmo
Expectativa de vida	
Mulher	Lento
72 a 85 anos	
Mulher	Rápido
até 88 anos	
Homem	Lento
65 a 81 anos	
Homem	Rápido
85 a 87 anos	

Uma pesquisa publicada na Mayo Clinic Proceedings comparou dados de cerca de 475 mil pessoas ao longo de sete anos. Foram analisados ritmo de caminhada, IMC, circunferência da cintura e percentual de gordura corporal.

O ritmo da caminhada (dividido entre lento, médio e rápido) foi o aspecto mais alinhado à previsão de expectativa de vida dos indivíduos. O ritmo lento foi associado a uma expectativa mais curta.

O estudo concluiu que uma mulher que anda lentamente pode viver entre 72 e 85 anos; enquanto uma mulher que caminha rápido pode viver até 88 anos. Entre o sexo masculino, os homens que têm passos mais lentos vivem entre 65 e 81 anos; já os caminhantes mais velozes, entre 85 e 81 anos.

Saúde do coração

Além de aumentar a expectativa de vida, o ritmo da sua caminhada pode ser um alerta sobre a saúde do seu coração. Publicado no British Journal of Sports Medicine, um estudo verificou que caminhantes em ritmo médio (cerca de 1,6 km em 20 minutos) tem 20% menos chances de mortalidade do que caminhantes lentos. Os pesquisadores associam a velocidade da caminhada à saúde cardiovascular.

Ser capaz de andar em um ritmo mais rápido indica que seu corpo está funcionando corretamente. Afinal, para manter uma velocidade mais alta, é preciso que a musculatura do seu corpo esteja fortificada, além de ter um melhor equilíbrio e resistência. Tudo isso indica uma melhor saúde cardiovascular, prevenindo riscos de infartos - que podem levar à morte.

Essa associação também foi analisada por uma pesquisa divulgada no European Heart Journal. Cientistas descobriram que caminhantes lentos eram duas vezes mais propensos a morrer de doenças cardíacas em comparação a quem anda rápido.

Caminhar rápido significa menos idas ao hospital

Se você odeia ir ao hospital, é melhor ficar atento aos seus passos. Outro estudo, desta vez publicado no jornal Blood, avaliou 450 pacientes com câncer no sangue.

A conclusão foi de que cada um metro reduzido por segundo na velocidade da caminhada significava uma maior taxa de mortalidade. Ainda, andar em ritmo mais lento também aumenta a possibilidade de o paciente retornar ao hospital devido a recaídas e novas internações.

Cálculo de velocidade da caminhada

Para saber a velocidade dos seus passos, faça o seguinte exercício, de acordo com cientistas:

- Ande naturalmente por um corredor ou calçada;

- Conte o número de passos que você dá em 10 segundos;

- Multiplique este número por seis para descobrir quantos passos você faz em um minuto.

As pesquisas apontam que pessoas com menos de 60 anos podem ser consideradas saudáveis se dão mais que 100 passos por minuto.

CAPITULO XIX

Você cuida das emoções como cuida do corpo?

Quanto mais distanciados das necessidades emocionais, mais o nosso corpo lança mão de sintomas físicos

É comum ouvirmos falar que corpo e mente são conectados e que a saúde de um é indispensável para a saúde do outro. Nos últimos anos, a preocupação com o cuidado com as emoções ganhou bastante espaço quando falamos de vida saudável, e as terapias voltadas para esse campo também estão cada vez mais populares. Mas como saber quais são as nossas necessidades emocionais e que caminhos podem nos ajudar? Vamos falar sobre como o corpo e a mente conversam um com o outro e também sobre como cuidar de si de forma mais integrada.

Emoções que você alimenta são as que mais crescem

RELAÇÃO CORPO E MENTE

Talvez ainda pareça estranho pensar em uma relação íntima entre corpo e mente, quando os dois nos parecem partes tão diferentes. Mas essa relação é o que as medicinas tradicionais mais antigas e os estudos científicos mais atuais nos mostram.

Sonhos e pensamentos viram emoções

SONHOS E PENSAMENTOS VIRAM EMOÇÕES

Os pensamentos e as emoções podem influenciar diretamente em como o organismo funciona. Uma das razões para isso é que o centro de armazenamento e controle das emoções – uma parte do cérebro – tem ação direta no sistema endócrino e no sistema nervoso. Ou seja, o que você pensa e sente pode ser traduzido em respostas hormonais, imunológicas e neurológicas no seu corpo.

E não é preciso ler revistas científicas para encontrar evidências desse funcionamento. A gripe que aparece quando a correria no trabalho é estressante, a falta de energia nos momentos de tristeza e a insônia que vem junto com as preocupações diárias são exemplos bem próximos de tudo isso que a ciência conta. Isso é verdade também nos aspectos positivos, e pessoas mais felizes e tranquilas tendem a ter uma saúde mais satisfatória.

Apesar dessa poderosa conexão, não é comum que se preste atenção na mente e nas emoções tanto quanto no corpo. É mais fácil identificar fome, sede ou alguma dor física. Porém, essa percepção fica mais complicada quando se fala em estresse, inseguranças, ansiedades, tristeza ou medos, por exemplo.

Muitas vezes, esses incômodos sequer são conscientes e, quando a percepção sobre eles vem à tona, o corpo já está sofrendo as consequências e mostrando sintomas e sinais que apontam para um problema mais profundo.

É possível que dores, agitação, cansaço excessivo e aquele mal-estar que aparece às vezes não tenham apenas causas físicas, mas que sejam também formas de o corpo comunicar sofrimentos emocionais. E esses foram apenas alguns exemplos, mas as queixas podem variar bastante, dependendo das características de cada pessoa e de sua história individual. Quanto mais distanciados das necessidades emocionais, mais o corpo lança mão dos sintomas físicos, e essa dinâmica pode trazer muitas consequências indesejáveis para a saúde.

Cuidar das emoções é cuidar do corpo

EQUILIBRE OS CUIDADOS CONSIGO MESMO

Para evitar os danos que esse distanciamento pode causar, é preciso exercitar um olhar atento e cuidadoso para os próprios pensamentos e sentimentos. Da mesma forma que é possível aprender a identificar e atender as necessidades físicas, também é possível treinar um cuidado com a subjetividade – entrar em contato com o modo como encara as próprias emoções e como se relaciona psiquicamente consigo mesmo e com o mundo. E, a partir disso, poder identificar comportamentos, contextos, relações ou padrões prejudiciais que estavam inconscientes.

Sua vida pode ser resultado de suas crenças e palavras

As informações sobre a importância da saúde mental e emocional existem e estão ao alcance de todos. O próximo passo é buscar e explorar ferramentas, assim como profissionais competentes e dispostos, que podem ajudar nesse cuidado. A psicanálise, com o uso da fala como ferramenta terapêutica, é um caminho possível para iniciar essa atenção e cuidado com as emoções. Mas não existe fórmula mágica nem regras rígidas. Cada pessoa vai construir um caminho individual de descoberta, e o mais importante é lembrar que corpo e emoções estão conectados e que uma saúde integral depende de um olhar integral sobre si mesmo.

Meditação e nutrição podem influenciar a sua inteligência

Qual é a sua meta? Passar num concurso público, tirar notas melhores, ser promovido no emprego...? Uma coisa é certa: se você quiser melhorar o seu desempenho, vai precisar de performance cerebral (inteligência). E, quanto mais recurso tiver, melhor e mais fácil será esse caminho até o sucesso; ou seja, ao cumprimento de sua meta. Há 10 anos, o especialista em medicina do sono e mestre em neurociência Dr. Pablo Vinicius criou o Programa de Alto Rendimento Cognitivo – PARC – método capaz de aumentar a performance das pessoas em suas atividades diárias.

"Neurociência, consciência e inteligência parecem ser três conceitos tão longe da prática. Quando falo de neurociência, a primeira coisa que vem à cabeça das pessoas é um laboratório, com cientistas de jalecos brancos. Mas neurociência está no seu dia a dia. A psiquiatria, neurologia, neurobiologia e psicologia são algumas das ciências que estão ao redor da neurociência. Todos esses conhecimentos juntos geram ferramentas práticas voltadas para a melhoria do desempenho cerebral", revela Pablo Vinicius.

Qual tipo de inteligência você possui?

"Inteligência é simplesmente a capacidade que você tem em atingir a sua meta. Inteligência é um conjunto de ferramentas que te levam ao sucesso. E a neurociência é um campo da ciência que vai te dar ferramentas capazes de otimizar a sua inteligência, a execução de suas metas. É algo que depende de diversos fatores, como a nutrição, o sono, a meditação e as atividades físicas."

Então, estamos falando do que você come, se é sedentário ou não, de como você dorme, de suas emoções, de tudo aquilo que é capaz de modular, alterar o seu cérebro – tanto para melhor quanto para pior.

"Precisamos estar preparados, por exemplo, para lidar com a epidemia de ansiedade pela qual estamos passando e que pode prejudicar nosso rendimento no dia a dia. Por isso, cuidar da saúde da mente é fundamental", analisa o médico, destacando então três aspectos que influenciam em sua performance cerebral.

Três aspectos que influenciam em sua performance cerebral

Meditação

"Há décadas a meditação era relacionada a pessoas que queriam desenvolver sua consciência e espiritualidade. Porém, nos últimos anos, ela entrou no centro de neurociência. Estudos mostram que cérebros de pessoas de 50 anos que meditam a longo prazo tinham performance de 25. A meditação protege contra a oxidação dos neurônios e contra o processo inflamatório, protege contra o envelhecimento. Existem inúmeras pesquisas mostrando os benefícios da meditação para o sistema nervoso central. Meditação hoje, é ciência, uma ferramenta importantíssima.

Faça um curso, aprenda a técnica da meditação, e você irá sentir vários benefícios em sua saúde global.

Existem alimentos capazes de otimizar a sua inteligência e de emburrecer. O açúcar, o glúten, a gordura trans te emburrecem – tudo isso provoca um processo inflamatório no sistema nervoso central, causando uma oxidação excessiva no cérebro. Por outro lado, estão os alimentos otimizadores cerebrais: as gorduras boas – presentes no azeite de oliva, nas azeitonas, nas castanhas, nos abacates; nos alimentos antioxidantes, como açaí e nos alimentos anti-inflamatório, como açafrão. Eles geram energia, protegendo da oxidação e da inflamação.

Atividade física

Inteligência é energia e quantidade de neurônios. Sabe qual a ferramenta mais poderosa para aumentar a quantidade de energia e neurônios? É a prática de atividade física. Ela aumenta o número de mitocôndrias, crescendo também a quantidade de energia cerebral, a disposição, a vitalidade, a capacidade de memorização e o número de neurônios.

CAPITULO XX
Entenda como o estresse pode impactar na sua saúde

O estresse pode ser causado por condições desfavoráveis, sejam elas do ambiente profissional, familiar ou social, podem levar a um grau "negativo" de estresse, que desequilibra todo o organismo humano, propiciando o aparecimento de diversas doenças. Além disso, compromete a qualidade de vida e a saúde física e emocional, podendo gerar insônia, cansaço, dor de cabeça, tristeza e irritabilidade, dificuldade em se concentrar e falhas na memória, perda ou ganho de peso, insatisfação constante e isolamento social, má digestão, baixa imunidade.

Um estudo publicado este ano pela European Heart Journal, constatou que empregados que sofrem de estresse crônico têm 68% mais chance de desenvolver doenças cardíacas. Além disso, diversos levantamentos garantem que o problema aumenta o risco de desenvolvimento de neoplasias.

Tipos de estresse:

1. Agudo: é mais intenso e curto, sendo causado normalmente por situações traumáticas, mas passageiras, como a depressão na morte de um parente.

2. Crônico: afeta a maioria das pessoas, sendo constante no dia a dia, mas de uma forma mais suave.

A evolução do estresse se dá em três fases:

1.Fase de Alerta: ocorre quando o indivíduo entra em contato com o agente estressor.

Sintomas:

Mãos e/ou pés frios; boca seca; dor no estômago; suor; tensão e dor muscular, por exemplo, na região dos ombros; aperto na mandíbula/ranger os dentes ou roer unhas/ponta da caneta; diarreia passageira; insônia; batimentos cardíacos acelerados; respiração ofegante; aumento súbito e passageiro da pressão sanguínea; agitação.

2.Fase de Resistência: o corpo tenta voltar ao seu equilíbrio. O organismo pode se adaptar ao problema ou eliminá-lo.

Sintomas:

Problemas com a memória; mal-estar generalizado; formigamento nas extremidades (mãos e/ou pés); sensação de desgaste físico constante; mudança no apetite; aparecimento de problemas de pele; hipertensão arterial; cansaço constante; gastrite prolongada; tontura; sensibilidade emotiva excessiva; obsessão com o agente estressor; irritabilidade excessiva; desejo sexual diminuído.

3.Fase de exaustão: nessa fase podem surgem diversos comprometimentos físicos em forma de doença.

Diarreias frequentes; dificuldades sexuais; formigamento nas extremidades; insônia; tiques nervosos; hipertensão arterial confirmada; problemas de pele prolongados; mudança extrema de apetite; batimentos cardíacos acelerados; tontura frequente; úlcera; impossibilidade de trabalhar; pesadelos; apatia; cansaço excessivo; irritabilidade; angústia; hipersensibilidade emotiva; perda do senso de humor.

Prevenção e controle
Alimentação

Durante o processo de estresse, o organismo perde muitas vitaminas e nutrientes, portanto, para repor essa perda é recomendado comer muitas verduras e frutas, pois são ricas em vitaminas do complexo B, vitamina C, magnésio e manganês. Brócolis, chicória, acelga e alface são ricas nesses nutrientes. O cálcio pode ser reposto com leite e seus derivados.

Atividade Física: qualquer atividade física proporciona benefícios ao organismo, melhorando as funções cardiovasculares e respiratórias, ajudando no condicionamento físico e induzindo a produção de substâncias naturalmente relaxantes e analgésicas, como a endorfina.

CAPITULO XXI

Dicas para começar a praticar exercícios físicos

O foco desse capítulo é deixar o sedentarismo de lado e colher os bons frutos que a prática regular de atividade física proporciona ao nosso corpo e mente. Aderir à prática de atividades físicas, por ao menos três vezes por semana, é facilmente aplicável para qualquer pessoa saudável.

Fazer atividade física já é um fator de proteção contra diversas doenças. Movimente-se. "Temos uma tendência de poupar energia. Só que hoje tudo é feito para dar conforto e não precisarmos realizar nada. E, por isso, estamos fadados a adoecer", alerta o educador físico da Maternidade Escola Januário Cicco, da Universidade Federal do Rio Grande do Norte, da Rede Ebserh, Sávio Camargo.

Sávio destaca que precisamos colocar movimento em nosso dia a dia. Por isso, ele enumerou cinco dicas para quem deseja começar a praticar exercícios físicos com regularidade.

DICA 1 – Experimente diferentes possibilidades

Faça uma caminhada, tente fazer uma corrida, dance, prove modalidades esportivas, faça hidroginástica, musculação, natação ou veja outras alternativas dentro de uma academia ou na sua comunidade.

"É muito importante que você se identifique com o que vai ser mais prazeroso para você. O que você vai gostar de fazer? Quando a gente coloca atividade física como fator de proteção para saúde, é importante experimentar coisas diferentes para fazer da atividade física um hábito, uma coisa prazerosa, que não seja uma obrigação. Por isso, experimentar diferentes possibilidades é uma estratégia muito boa", recomenda o educador físico.

DICA 2 – Experimente se exercitar em horários diferentes

Faça essa experimentação até descobrir em qual momento do dia você se sente mais disposto, ou qual é o momento que se encaixa melhor na sua rotina.

"Isso vai facilitar que o exercício não seja percebido como obrigação. É importante entender este ponto: colocar a atividade física dentro da sua rotina e fazer com que ela se encaixe no seu dia a dia e seja uma coisa bem natural", reforça Sávio Camargo.

DICA 3 – Tenha uma boa companhia

Uma boa companhia pode ser o impulso que falta para você começar e continuar a fazer sua atividade física.

"Tudo o que for auxiliar você a fazer atividade física, você precisa dar importância. Tudo que puder ser usado a favor da prática esportiva deve ser usado", aconselha.

DICA 4 – Inicie com cargas baixas

Tente adquirir o condicionamento físico aos poucos. Não se esforce exageradamente, para manter no exercício uma sensação prazerosa.

"Com a sequência das atividades, você pode ir aumentando um pouco as cargas de exercícios. Mas, inicie com cargas baixas e vá aumentando aos poucos para trazer um condicionamento melhor para o corpo, até chegar no ponto onde terá um benefício para saúde. Se já começar querendo fazer muita coisa, você pode não sentir prazer naquilo e se desmotivar", alerta o educador físico.

DICA 5 – Não fique planejando demais

Vista a roupa, coloque um calçado confortável e comece. Planejar demais, esperar por isso ou por aquilo pode te desmotivar e fazer com que você não comece nunca.

"Você sempre vai adiar, se planejar demais. Sentiu a necessidade, inicie. Vá fazer uma caminhada. No outro dia, tente uma coisa diferente, mas faça. Quanto antes vier esta prática regular, melhor vai ser para sua saúde", finaliza Sávio.

Referência:
https://saudebrasilportal.com.br/eu-quero-me-exercitar-mais/entenda-os-caminhos-para-andar-de-bicicleta-pelas-cidades

CAPITULO XXII
O que o Índice de Massa Corporal (IMC) diz sobre a sua saúde

Criado no século 19 pelo matemático Lambert Quételet, o Índice de Massa Corporal, conhecido pela sigla IMC, é um cálculo simples que permite medir se alguém está ou não com o peso ideal. Muitas pessoas buscam descobrir seu IMC quando iniciam uma dieta específica ou uma atividade física. E estão certas, pois ele aponta a normalidade - peso adequado -, a magreza ou a obesidade em diferentes níveis. Mas, com o resultado deste cálculo em mãos, o que fazer? E o que este número final diz sobre a saúde de cada pessoa?

Eliziane Leite, endocrinologista que atua na Secretaria de Saúde do Distrito Federal, ensina que, para fazer o cálculo, basta dividir o peso pela altura ao quadrado. É importante ter as medidas exatas antes do cálculo. Não vale "chutar" ou arriscar um palpite. O número final representa o quanto a pessoa tem de massa muscular + massa de gordura +

massa óssea. Com o resultado, o próximo passo é traduzi-lo. Veja a tabela para interpretar:

IMC - Classificação do IMC

Menor que 16 - Magreza grave

16 a menor que 17 - Magreza moderada

17 a menor que 18,5 - Magreza leve

18,5 a menor que 25 - Saudável

25 a menor que 30 - Sobrepeso

30 a menor que 35 - Obesidade Grau I

35 a menor que 40 - Obesidade Grau II (considerada severa)

Maior que 40 - Obesidade Grau III (considerada mórbida)

Avaliando os resultados

Para os adultos jovens e pessoas com até os 65 anos, é recomendado fazer o IMC em casa. "Não é um cálculo difícil e é até bom, porque alerta para uma necessidade de procurar um especialista. Muitas vezes as pessoas se surpreendem, pois não se consideram ou não se enxergam num grau de obesidade. O cálculo é revelador", diz Eliziane Leite.

Com um profissional de saúde, é possível confirmar o número indicado pelo IMC. Dependendo do resultado, os médicos ou nutricionistas geralmente pedem exames adicionais para avaliar o grau de sobrepeso ou obesidade.

Quando o índice de massa corporal recomendado está excedido, é porque a pessoa pode estar numa situação de sobrepeso com tendência à obesidade ou já ter a obesidade. E esse índice vai graduar de obesidade grau 1, grau 2, grau 3.

Se o índice estiver muito abaixo da normalidade para o homem e para a mulher indica que a pessoa pode estar no estado de desnutrição, de perda expressiva de massa. E assim como a obesidade, também existem graus de magreza.

Casos não recomendados

Ao calcular o IMC, é importantíssimo levar em consideração se a pessoa é um atleta, uma criança ou um idoso. "No caso de uma pessoa que pratica musculação, por exemplo, o IMC pode muitas vezes não ser verdadeiro. O índice não pode ser interpretado do mesmo jeito que de uma pessoa sedentária, que provavelmente tem o índice de gordura muito maior. Então essa é uma crítica que se faz a usar o Índice de Massa Corporal de forma indiscriminada", esclarece a médica.

Essas pessoas devem ser vistas por um profissional de Nutrição ou por um endocrinologista, que não se baseiam apenas pelo IMC. Para este público, são necessárias classificações específicas.

Eliziane Leite indica que as pessoas façam uma autocrítica da qualidade de alimentação e atividade física. Um IMC dentro da normalidade não é o suficiente para considerar a pessoa 100% saudável. "Às vezes ela tem uma massa corporal normal, mas não está se alimentando adequadamente e é uma pessoa extremamente sedentária. O IMC normal não isenta de qualquer preocupação com a sua qualidade de vida", destaca.

CAPITULO XXIII
Hábitos de vida saudável

Uma vida saudável é seguramente o maior desejo de todos nós. Afinal, sem saúde a vida não tem o mesmo significado. O melhor caminho para se sentir feliz, enérgico e saudável no futuro é levar uma vida feliz, enérgica e saudável no presente. Os benefícios e os prazeres produzidos são simultaneamente imediatos e a longo prazo.

Estamos cada vez mais a caminhar num sentido, em que as pessoas se apercebem, finalmente, que ser saudável é muito mais do que não estar doente.

Não podemos permitir que a vida passe por nós sem que a vivamos com energia e estímulos que nos transmitam felicidade. Devemos tornar a vida apetecível e estimulante, bastando para isso, que tenhamos uma atitude assertiva, ativa e participativa perante a mesma.

Muitas vezes, não conseguimos deter o trajeto da vida. Pese embora esse fato, a vida também é fruto das nossas atitudes e comportamentos. Nós somos, por isso, o resultado das nossas vivências.

Como ter uma vida saudável?

"O que fazer para ser saudável?", "como começar uma vida saudável?", ou "como ter uma vida saudável e feliz?", são questões colocadas, frequentemente, pelas pessoas.

Debrucemo-nos, primeiramente, sobre a questão: o que é ser saudável? Segundo a organização Mundial de Saúde (OMS) saúde é "o bem-estar físico, mental e social, mais do que a mera ausência de doença...".

Ou seja, ser saudável não é apenas a ausência de doença, mas essencialmente o bem estar físico e mental do indivíduo. Não é por acaso que a OMS define a saúde desta forma, dando à palavra um significado muito mais amplo do que apenas o simples antónimo de doença.

Ainda que a saúde apareça, naturalmente, associada à palavra medicina, esta vai muito para além do significado que, muitas vezes, o senso comum lhe atribui, associando-a apenas, normalmente à medicina curativa. A medicina é, todavia, bem mais do que isso, pois a sua preocupação maior é a prevenção de doenças.

Os médicos estão conscientes que a prevenção é fundamental num sistema de saúde que se quer "saudável".

O estilo de vida das pessoas, a má alimentação, o estresse, entre outros fatores, estão a contribuir, fortemente, para agravar os problemas. Poderíamos citar, como exemplos, a diabetes e a hipertensão arterial, doenças muito associadas aos hábitos das populações modernas.

Muitos dos problemas que a medicina moderna ajuda a solucionar poderiam ser, facilmente, evitados se fossem seguidas algumas das recomendações essenciais à prática de um estilo de vida saudável.

Mudar hábitos e condutas é imperativo e inadiável.

Não queremos dizer com isto que devamos seguir à risca, todas as regras para obter uma vida saudável, como se tratasse de um plano rígido, penoso e até castrador para as pessoas. A vida deve ser vivida com intensidade e com prazer pelo que nunca devemos tornar-nos em meros aprisionados a atitudes/comportamentos que não obstante serem mais saudáveis, seriam simultaneamente penosas e limitadoras.

A vida é feita de escolhas. Faça as suas em consciência, encontre o equilíbrio entre os prós e contras dos seus gostos pessoais, rumo a uma vida mais saudável e sem esquecer em última análise, que é a sua qualidade de vida que pretende melhorar.

Falamos de mudar atitudes, que nos estimulem e nos conduzam à felicidade, e concomitantemente melhorem a nossa condição de saúde. Tal coisa nem sempre é possível, é certo, mas numa larga maioria dos casos, é perfeitamente atingível.

Como exemplo, imagine-se numa simples caminhada na natureza ou a saborear a sua peça de fruta preferida. São dois exemplos simples em que é completamente viável, em simultâneo, desfrutar da vida e melhorar a condição de saúde.

Alimentação, exercício físico

Viver saudável também está nas nossas mãos. Não julguemos que podemos comer quantidades excessivas de açúcar todos os dias e que caso um dia, venhamos a padecer de diabetes será, meramente, uma questão do destino e de má sorte. Não podemos julgar que estando sujeitos, diariamente, a elevadas doses de stress e de forma persistente não pagaremos um dia um elevado preço por isso. Não achemos que podemos ser fumadores durante anos e não colheremos problemas respiratórios e uma degradação da nossa qualidade de vida.

As nossas atitudes fazem-se refletir mais tarde ou mais cedo na nossa saúde.

Obviamente, a nossa atitude perante a vida é um fator determinante para torná-la mais saudável. Pense a vida pela positiva e sinta-se bem consigo próprio antes de qualquer atitude.

Pelo menos, tenha em atenção a duas coisas importantes. Em primeiro lugar a nutrição. Uma boa alimentação pode fazer muito mais pela sua saúde do que aquilo que imagina. Nutrição e vida saudável são conceitos indissociáveis.

Em segundo lugar, o exercício físico. Este, desde que efetuado de forma adequada, pode também melhorar consideravelmente a sua saúde e bem estar, contribuindo assim para uma melhor qualidade de vida.

Pense no exercício físico como algo positivo e relaxante e não como algo rígido e "que tem de ser".

Descubra qual a atividade que mais gosta e perceba os benefícios que ela lhe pode proporcionar.

Mude apenas estes dois fatores e descubra uma vida mais saudável.

Qualidade de vida

Quantos de nós já sentimos o desconforto causado por uma simples dor de costas, ou sentiu o incômodo causado por constipações repetitivas, muitas vezes, causadas por debilidades do nosso sistema imunológico.

Muitos exemplos poderíamos apontar, contudo, todos nós entendemos que a doença ou o mal estar, nos diminuem, drasticamente, a qualidade de vida.

Vivemos hoje numa era onde o tempo passou a ditar as regras. A escassez de tempo leva as pessoas a viver numa constante corrida contra esse bem precioso.

Não temos tempo para fazer uma boa alimentação, não temos tempo para fazer exercício físico, não temos tempo para falar com as pessoas, não temos tempo para muitas coisas consideradas essenciais na nossa vida. Estes comportamentos, infelizmente, são geradores de diversos problemas, acarretando graves consequências para a nossa saúde e bem estar.

Na presença destes problemas, se por um lado, as pessoas são fortemente afetadas na sua saúde, por outro lado, a sua qualidade de vida degrada-se imensamente.

Em suma, diríamos que não é possível possuirmos uma boa qualidade de vida sem que tenhamos hábitos de vida saudáveis.

Longevidade saudável

A esperança média de vida há uma década atrás era, substancialmente, inferior.

Com a melhoria das condições de vida e dos avanços da medicina ela tem vindo a subir gradualmente. Ainda bem que assim é, pois todos nós desejamos viver melhor e por mais tempo.

O objetivo atual não é apenas viver mais anos. É ter uma saúde duradoura, isto é, levar uma vida ativa, saudável, feliz e com objetivos. Contudo, viver mais não é sinônimo de viver melhor. Muitas vezes, o aumento da esperança média de vida faz-se à custa de tratamentos, mais ou menos sofisticados, que apesar de eficazes, degradam imenso a qualidade de vida das pessoas. Não deveríamos apenas querer viver mais, mas também viver melhor.

A longevidade também está nas nossas mãos. Acreditamos, convictamente, que devemos centrar a nossa atenção na manutenção de uma condição saudável, tomando como certo que as nossas atitudes no presente terão um profundo impacto na nossa saúde futura.

Se quer viver saudável e por mais tempo comece hoje a tomar medidas nesse sentido, ou seja, medidas assertivas, saudáveis e que contribuam ao mesmo tempo para o seu bem estar atual.

Benefícios de uma vida saudável

Os benefícios de uma vida saudável são inúmeros para as pessoas. Não será, por isso, necessário descrevê-los com exaustão, pois todos nós sabemos o quanto é gratificante sentirmo-nos saudáveis ou, então, pelo contrário o quão penoso é sentirmo-nos doentes.

No entanto, os benefícios de uma vida saudável não se ficam por aqui. Os custos com a saúde são cada vez mais altos para as pessoas, seja de uma forma direta ou indireta através dos seus impostos que são canalizados para o Serviço Nacional de Saúde.

Há estudos que demonstram claramente que por cada euro investido em prevenção, poderemos ter um substancial retorno em poupança com os tratamentos curativos de saúde.

Ou seja, a prioridade do investimento deveria ser canalizada para a prevenção das doenças. Por outro lado, os custos sociais e económicos acarretados pelas doenças ao nível do absentismo no emprego, entre outros, têm um peso bastante significativo, com crescentes despesas em proteção social.

Saúde e bem estar

É indiscutível que existe hoje um grande enfoque na saúde curativa, onde a medicina tem evoluído, extraordinariamente, nos últimos anos. Como vimos, estes avanços da medicina trouxeram, indiscutivelmente, uma maior esperança de vida e uma melhor qualidade de vida às pessoas.

Na ausência de saúde toda a nossa vida fica condicionada e não podemos, por isso, vivê-la e saboreá-la na sua plenitude.

Devemos, pois, refletir sobre o nosso futuro, já que a nossa qualidade de vida também será o reflexo da forma como vivemos hoje.

Deverá, por isso, emergir um novo paradigma, onde a promoção da saúde e de atitudes mais assertivas por parte das pessoas permitam prevenir a doença, com enormes benefícios para a sua saúde, conseguindo melhorar a qualidade de vida e o bem-estar. Em suma, pretende-se que cada um de nós desenvolva um estilo de vida mais saudável, onde se coloque em primeiro lugar a saúde.

Por tudo isto, acreditamos, convictamente, que a aposta na prevenção da doença, a promoção da saúde e o bem estar, são de suma importância.

CAPITULO XXIV
Gestão do estresse

A gestão do estresse assume nos tempos modernos primordial importância. Torna-se imprescindível estarmos atentos ao fenômeno de normalidade que o estresse assume na sociedade moderna. É incrível a facilidade com que este se pode apoderar das nossas vidas, fazendo parte de um estilo de vida acelerado e, por vezes, muito pouco regrado. Vamos nos acostumando a um estilo de vida estressante, sempre num "corre-corre", por vezes, sem nos apercebermos do quanto isso irá nos afetar.

O estresse afeta a mente, o corpo e o comportamento de muitas maneiras, e todos sentimos o estresse de forma diferente. Em excesso, pode levar não só, a sérios problemas de saúde física, como também pode alterar os nossos relacionamentos em casa, no trabalho, na rua, etc. pelo impacto que pode assumir na nossa saúde mental.

As abordagens cognitivas ao estresse variam de indivíduo para indivíduo perante determinado acontecimento. Só nos sentimos estressados quando sentimos que não temos recursos para gerir uma situação de ameaça ou um desafio. Se sentirmos que temos as competências necessárias para os enfrentar, então vamos ficar bem, vamos sentirmo-nos mais confiantes e consequentemente menos estressados. Também ajuda ter alguém em quem confiar, como um parceiro de longa data. De fato, a ciência comprova que as relações interpessoais positivas e duradouras beneficiam a sua saúde física e emocional.

Se você sofre de um estresse excessivo, aprenda a combatê-lo e descubra os benefícios para a sua saúde e bem-estar. Efetuar uma boa gestão de estresse é de fato muito importante para a nossa saúde física e mental.

Estresse - tratamento

Encontrar tratamento milagroso para o estresse não é possível. Ou seja, não existe um tratamento medicamentoso, ou tratamento "caseiro" ou uma receita "natural" que seja eficaz em todas as pessoas. Cada pessoa desenvolve uma resposta única ao estresse, e nessa medida não há um tratamento padrão que sirva para todos. Nenhum método funciona de forma generalizada ou em qualquer situação de forma igual. É preciso experimentar diferentes técnicas e estratégias.

Não existe nenhum tratamento que nos permita acabar com o estresse. Falar em tratamento para o estresse não é, por isso, a expressão mais correta; pois o seu combate ou alívio é uma guerra interminável, fundamentalmente nos tempos modernos. Se eliminar o estresse não é possível, devemos aprender a efetuar a sua gestão, ou seja, efetuar o combate ao estresse de uma forma eficaz e duradoura (são as formas ou estratégias de combate).

Veja, a seguir, as diferentes formas para combater o estresse, desenvolvendo uma atitude anti-estresse.

Anti-estresse - saúde, anti-doença

Se reconhecemos o problema, a questão que se coloca é: como lidar com o estresse? Uma atitude anti-estresse, de modo a efetuarmos uma boa gestão do estresse é fundamental para minimizarmos as suas consequências no nosso organismo. Quando falamos em anti-estresse, referimo-nos ao seu combate; ou seja, se não conseguimos eliminá-lo devemos combater o problema, efetuando a sua gestão, por forma a reduzir os seus efeitos no organismo.

A gestão do estresse passa por controlar uma série de situações: tomar conta de pensamentos, das emoções, da agenda, do ambiente, bem como da forma como lidamos com os problemas. Uma atitude anti-estresse, significa a alteração da situação estressante (causas), cuidar de si mesmo e arranjar tempo para descansar e relaxar.

Em seguida, procurar uma forma de controlar essas situações e como devemos lidar com as dificuldades; ou seja, como aliviar o problema, combatendo-o de uma forma eficaz.

Como combater o estresse

Para combater ou aliviar o estresse, parta sempre deste princípio:

- Evitar;
- Alterar;
- Adaptar/Aceitar

1 - Aprenda a evitar o estresse desnecessário.

Nem todo estresse pode ser evitado. Mas, se aprender a dizer não, a distinguir "deveres" de "obrigações" na lista de coisas a fazer, pode eliminar muitos fatores de estresse. Identificar as causas é o primeiro passo importante.

2 - Alterar a situação.

Se não podemos evitar uma situação estressante, devemos tentar alterá-la e lidar com os problemas de cabeça erguida, em vez de guardarmos sentimentos negativos, aumentando o estresse.

3 - Adaptar-se ao fator causador de estresse.

Quando não podemos mudar o fator de estresse, como é o caso de uma doença, devemos tentar mudarmo-nos a nós próprios e a visão que temos sobre a situação que enfrentamos. Reformular os problemas ou concentrarmo-nos nas coisas positivas da vida. Devemos aceitar as coisas que não podemos mudar. Haverá sempre fatores de estresse na vida que não podemos alterar. Aprenda a aceitar o inevitável, em vez de protestar contra uma situação e torná-la estressante. Olhemos para o lado positivo da situação, mesmo nas circunstâncias mais estressantes pode ser uma oportunidade de aprendizagem ou crescimento pessoal. Aprenda a aceitar-se, com o seu potencial e limitações.

Exercícios anti-estresse

Exercite-se regularmente.

A atividade física desempenha um papel fundamental na prevenção e redução dos efeitos do estresse, contribuindo para o bem-estar psicológico. O exercício aeróbico é de enorme relevância para superar o stress e tensão reprimida.

Uma simples caminhada num ambiente calmo e descontraído podem fazer vário benefícios para a saúde e uma ajuda preciosa para vencer o estresse.

A atividade física promove o bem-estar psicossocial. As pessoas que praticam atividade física conseguem dormir melhor, sentem menos sinais de depressão e ficam mais resistentes ao estresse.

Procure os exercícios para aliviar o estresse que melhor se identificam consigo, e lembre-se que cada pessoa tem diferentes formas de reação e resposta a determinado exercício ou atividade. Encontre os que melhor se adaptam a si. Tente sempre que possível, juntar o útil ao agradável, praticando uma atividade do seu agrado.

Como relaxar e aliviar o estresse

Arranje tempo para relaxar. Um exercício simples que pode experimentar é inspirar profundamente pelo nariz e expirar lentamente pela boca.

Efetue exercícios de relaxamento que lhe permitam libertar tensão muscular.

Sente-se ou deite-se num lugar tranquilo e confortável onde não seja perturbado e lhe transmita tranquilidade. Sinta-se confortável com a roupa e retire os acessórios, como jóias que sejam desconfortáveis. Em seguida, aperte e depois relaxe grupos musculares em sequência, da cabeça aos pés. Apertar os músculos aumenta a consciência de que sente a tensão armazenada. Relaxando os músculos, por sua vez, permite sentir a diferença entre estar tenso e estar relaxado. Comece com os músculos da testa. Enrugue-a, provocando tensão. Mantenha essa tensão por cerca de cinco segundos e em seguida, liberte a tensão. Inspire profundamente e, ao expirar, permita que os músculos relaxem ainda mais.

Trabalhe os vários grupos musculares e depois de terminar, fique parado por uns instantes para desfrutar do sentimento de libertação.

As técnicas de relaxamento, tais como: yoga, meditação e respiração profunda, ativam as respostas de relaxamento do corpo, potenciando um estado de serenidade. Isso é o oposto da resposta ao estresse.

Alimentos anti-estresse

Os alimentos que ingerimos são também muito importantes para combater o stress (anti-estresse).

Adote uma dieta saudável. Corpos bem nutridos estão melhor preparados para lidar com o estresse.

Coma pelo menos de três em três horas. Ficar longas horas sem comer pode originar hipoglicemia, um fator causador de ansiedade para o seu organismo.

Evite a ingestão de bebidas ricas em cafeína como o café. Evite as bebidas alcoólicas, já que ajudam a eliminar alguns nutrientes para além de promoverem a produção de adrenalina. Faça, ao longo do resto do dia, uma alimentação rica e equilibrada.

Há estudos que demonstram que a ingestão de determinadas vitaminas, como as do tipo C e B, como a B3, B6, B7, B8, entre outras, têm propriedades anti-estresse, além de outros nutrientes, como o zinco e o magnésio, que são verdadeiras vitaminas anti-estresse.

Procure incluir na sua dieta, ao longo do dia, alimentos que combatem o estresse. Faça uma alimentação rica em peixe, legumes e fruta para obter todas as vitaminas e nutrientes essenciais, não só para ajudá-lo a combater o problema, como a ter uma vida mais saudável.

Higiene do sono

Trabalhe a higiene do sono. Sentir-se cansado pode aumentar o stress, fazendo com que pensemos de forma irracional. Mantenha a calma, obtendo uma boa noite de sono, essencial para relaxar.

Lembre-se: dormir mal pode acarretar graves consequências para a sua saúde.

Veja, aqui, mais detalhes sobre as consequências do estresse.

Controlar as emoções

Outra forma de reduzir o estresse é usar os sentidos; ou seja, através da visão, da audição, do olfato, do paladar e do tato ou através do movimento. Ao ver uma foto favorita, cheirando um perfume específico, ouvir uma música favorita ou abraçando um animal de estimação, por exemplo, podemos rapidamente relaxar e concentrarmo-nos. Claro, nem toda a gente responde da mesma forma a cada experiência sensorial.

Outra alternativa é compreender a influência que as emoções têm sobre os pensamentos e ações, sendo esta compreensão fundamental para melhor gerenciar o estresse. Na vida, você não tem que se sentir como num passeio de montanha russa, com altos e baixos. É importante estarmos conscientes do papel que as emoções ocupam nas decisões que tomamos, mesmo as mais dolorosas que, normalmente, tentamos evitar ou reprimir. Assim que conseguirmos dominar estas competências básicas, teremos a confiança necessária para enfrentar os desafios estressantes.

Muitas pessoas também conseguem aliviar o estresse, desabafando sentimentos no papel. Manter um diário de sentimentos pode ser uma maneira saudável de desabafar. Faça uma lista de todas as preocupações que há na sua mente. Nem sempre temos consciência do que nos está a incomodar. Escrevê-las no papel pode dar-lhe algumas dicas. Tente escrever uma nota de encorajamento para si mesmo. Se esta técnica funcionar bem, nunca permita, no entanto, que o seu diário se torne numa tarefa árdua adicional.

Gestão do tempo

Procure soluções de compromisso. Muitas situações estressantes, mesmo aquelas que não podem ser totalmente eliminadas, podem ser facilitadas por meio da negociação. Por exemplo, se está a sofrer porque trabalha horas a mais, tente explicar esse fato ao seu chefe e negociar uma solução de compromisso. É certo que nem sempre é fácil, mas não custa tentar.

Se você é perfeccionista, tente experimentar algumas técnicas, como olhar para a causa que lhe está a gerar estresse e realmente perceber a sua importância. Relativize a importância desse fato com as coisas importantes da vida. Não se pode fazer tudo ao mesmo tempo. E às por vezes, é preferível não colocarmos tanto perfeccionismo nas coisas que fazemos.

Aprenda a delegar tarefas. Muitas pessoas vivem com o lema: "se quero bem feito, tenho de fazer eu mesmo". Esta atitude pode acarretar-lhe um grande volume de trabalho, gerador de uma enorme pressão.

Usando a técnica descrita acima, pergunte-se o que é pior: alguém que efetuou mal uma tarefa que delegou ou ainda pior, não realizá-la porque não houve tempo para fazê-la. Tente ficar com a ideia que é preferível que alguém execute a tarefa imperfeita do que a não executar, ou executá-la com enormes custos para si.

Quando delegar uma tarefa, tente tomar medidas para reduzir os possíveis erros e as suas expectativas e encontre fontes de ajuda, em pessoas em quem possa confiar para levar a cabo as suas tarefas.

Tente organizar-se melhor, por exemplo, anotando numa agenda todas as tarefas a executar. Se conseguir gerenciar melhor o seu tempo, você vai perceber as vantagens e gradualmente conseguir reduzir os níveis de estresse. Fazer uma lista de tarefas pode ajudá-lo a não preocupar-se constantemente com os afazeres do dia a dia, como se estivesse sempre com a sensação de que está esquecendo de algo. Aprenda a gerenciar a prioridade da lista de tarefas e aprenda a deixar tarefas para o outro dia. Muitas vezes, é a atitude mais correta. Tente executar as tarefas com tempo de antecedência. Isto irá permitir não sentir uma pressão constante com os prazos apertados.

Arranje tempo para si e para fazer aquilo que mais gosta. Faça uma pausa para o almoço. Vá para a cama cedo sempre que possível.

CAPITULO XXV
A saúde e a beleza

Dizem que a beleza e saúde não são conceitos distintos, que nada têm a ver um com o outro. Veremos que não é bem assim e que a saúde e a beleza estão intimamente relacionados.

Saúde com beleza

A beleza não deve ser encarada como uma meta a atingir a qualquer custo. Por exemplo, veja-se a dieta seguida por muitas pessoas. Para muitas pessoas a dieta serve apenas para perder peso, seja de que forma for, sem se preocuparem com as consequências que a mesma poderá, eventualmente, acarretar para a saúde. Se é verdade que o excesso de peso é maléfico para a saúde, não é menos verdade que o peso ideal deve ser conseguido com uma alimentação correta e equilibrada, e não através de erros alimentares prejudiciais à saúde. Ou seja, devemos aliar saúde com beleza. A melhoria da nossa condição de saúde e a da nossa beleza são dois desígnios que podem e devem ser trabalhados simultaneamente.

Saúde, beleza e bem-estar

Ser saudável é muito mais que a mera ausência de doença. Ser saudável é sentir-se bem e poder viver a vida com qualidade e autonomia, em perfeito bem estar.

A saúde, a beleza e o bem estar são, por isso, três conceitos muito importantes, rumo a uma vida mais saudável e com mais qualidade.

A beleza, atualmente, deixou de ser fútil; ou seja, os cuidados que temos com o nosso corpo são vistos, hoje em dia, com naturalidade e como uma necessidade intrínseca. Quando não nos sentimos bem conosco, mudamos a nossa postura e a forma de nos relacionarmos com as pessoas.

A pessoa, para se sentir bem por dentro (psicologicamente) tem de gostar do que vê por fora. É essencial para a nossa autoestima e consequentemente para nos sentirmos realizados e bem conosco. Estar feliz com a imagem é fundamental para uma boa autoestima. A baixa autoestima afeta a nossa autoconfiança para tomar até mesmo a menor das decisões. Assim, aumentar a autoestima torna-se imperioso, já que aumenta a nossa confiança, e é o primeiro passo a tomar para sermos mais felizes e saudáveis.

Corpo, saúde e beleza

Reconstruir e disciplinar o corpo para atingir a "boa forma" passa a ser um modo de viver a vida que deve fazer parte do cotidiano de cada um, bem como uma alternativa de prazer e saúde.

A aposta na promoção da saúde é indiscutivelmente um caminho a seguir rumo a uma vida saudável, onde cada um de nós deve agir para melhorar a sua condição de saúde e consequentemente a sua beleza.

Dicas de saúde e beleza

Devemos agir para melhorarmos a nossa beleza, autoestima e simultaneamente a nossa saúde. Na verdade, em via de regra, quando melhoramos a nossa condição de saúde, melhoramos a nossa beleza. E quando melhoramos a nossa beleza, melhoramos a nossa saúde do corpo e da mente. A seguir, algumas dicas de saúde e beleza:

- Durma entre 7 a 8 horas diárias;
- Faça uma alimentação rica e equilibrada;
- Pratique exercício físico com regularidade;
- Recorra a tratamentos corporais e faciais;
- Recorra a cirurgias estéticas se necessário (mediante aconselhamento médico);
- Relaxe, realizando atividades que lhe transmitam prazer.

Um sono reparador pode fazer muito mais pela sua saúde e beleza do que aquilo que você julga, principalmente no que diz respeito ao aspeto da sua pele.

"Você é o que come" - é uma frase sábia que resume, claramente, os benefícios ou os malefícios que a alimentação que praticamos exerce sobre a nossa aparência e sobretudo sobre a nossa saúde. Não devemos deixar de lado os cuidados com a alimentação, apostando apenas em receitas milagrosas e rápidas, a fim de conseguir cabelos bonitos, pele hidratada, unhas fortes e o peso ideal. Definitivamente, esse não é o caminho certo.

A atividade física tem, igualmente, um efeito indiscutível não só na melhoria da nossa condição de saúde, mas também na melhoria da nossa autoconfiança, na redução do estresse, etc. Ao praticarmos exercícios, melhoramos a nossa aparência física e ocupamos o nosso tempo livre de uma forma construtiva e aprazível.

As transformações resultantes destas atitudes fazem bem à nossa aparência e contribuem, positivamente, para a nossa saúde mental e física.

CAPITULO XXVI
Viver próximo a áreas verdes reduz o risco de transtornos mentais

Estudo brasileiro indica que áreas verdes representam um fator de proteção contra estresse, ansiedade e até depressão

Por que a atividade física é tão importante para a saúde e o bem-estar?

Existem muitas razões pelas quais a atividade física regular aumenta sua saúde.

Este capítulo irá ajudá-lo a saber o que são e como você pode incorporar exercícios em seu dia a dia.

Sabemos que permanecer ativo é uma das melhores maneiras de manter nosso corpo saudável.

Mas você sabia que isso também pode melhorar seu bem-estar geral e qualidade de vida?

Aqui estão algumas das maneiras pelas quais a atividade física pode ajudá-lo a se sentir melhor, a ter uma aparência melhor e a viver melhor.

É um melhorador de humor natural

Atividade física regular pode aliviar o estresse, ansiedade, depressão e raiva.

A maioria das pessoas percebe que se sente melhor com o tempo, à medida que a atividade física se torna parte regular de suas vidas.

Ela mantém você fisicamente apto e capaz

Sem atividade regular, seu corpo lentamente perde sua força, resistência e capacidade de funcionar adequadamente.

É como o velho ditado: você não pára de envelhecer. Você envelhece ao parar de se mover.

O exercício aumenta a força muscular, o que aumenta sua capacidade de realizar outras atividades físicas.

Isso ajuda a evitar idas o médico.

As pessoas fisicamente ativas e com peso saudável vivem cerca de sete anos a mais do que aquelas que não são ativas e são obesas.

E a parte importante é que esses anos extras são geralmente anos mais saudáveis.

Manter-se ativo ajuda a retardar ou prevenir doenças crônicas e doenças associadas ao envelhecimento.

Assim, adultos ativos mantêm sua qualidade de vida e independência por mais tempo à medida que envelhecem.

Aqui estão alguns outros benefícios que você pode obter com a atividade física regular:

- Ajuda você a parar de fumar;
- Aumenta seu nível de energia para que você possa fazer mais coisas;
- Ajuda você a gerenciar o estresse e a tensão;
- Promove uma atitude positiva perante a vida;
- Ajuda você a adormecer mais rapidamente e dormir mais profundamente;
- Melhora sua auto-imagem e autoconfiança;
- Fornece maneiras divertidas de passar tempo com a família, amigos e animais de estimação.
- Ajuda você a passar mais tempo ao ar livre ou em sua comunidade.

A American Heart Association recomenda pelo menos 150 minutos de atividade moderada por semana.

Ou seja, apenas 30 minutos por dia, 5 dias por semana.

E três intervalos de 10 minutos de caminhada surtem o mesmo efeito.

Você não precisa fazer grandes mudanças na vida para ver os benefícios. Comece a construir mais atividades no seu dia, um passo de cada vez.

Com certeza, a prática de atividade física aumentará a sua qualidade de vida.

Fonte: Health for Good

CAPITULO XXVII
Animais de estimação: amor, amizade e qualidade de vida

Uma das melhores coisas é chegar em casa após um dia estressante no trabalho e seu animal de estimação te receber feliz da vida, como se não te encontrasse há muito tempo.

Mais do que um companheiro leal, os animais de estimação são muitas vezes considerados um outro membro da família.

De acordo com a Associação Americana de Psicologia, os donos de animais de estimação são tão próximos de seus animais quanto das pessoas mais importantes de suas vidas. (Não há dúvida de que a maioria dos donos de animais pode confirmar isso).

Além do companheirismo, os animais de estimação podem fornecer aos donos inúmeros outros benefícios para a saúde, tanto psicológicos quanto físicos.

A seguir, estão alguns dos benefícios de possuir um animal de estimação:

1. Alivia o estresse

Qualidade de vida com animais de estimação, particularmente cães, são freqüentemente usados para ajudar indivíduos a administrar altos níveis de estresse.

Veteranos que sofrem de transtorno de estresse póstraumático (TEPT), estudantes estressados e crianças ansiosas são apenas alguns grupos que experimentam menos estresse na presença de um animal de estimação.

Em 2012, pesquisadores da Virginia Commonwealth University examinaram os níveis de estresse dos funcionários que levavam seus cães para o trabalho, funcionários que deixavam seus cães em casa e funcionários que não tinham um animal de estimação.

Eles descobriram que os donos de cães cujos cães estavam presentes no trabalho relataram menos estresse ao longo do dia de trabalho, enquanto aqueles com um cão em casa ou nenhum cachorro relataram um aumento no estresse.

Além disso, os funcionários relataram um aumento significativo no estresse nos dias em que deixaram o cão em casa, em comparação a quando levavam o animal para o trabalho.

2. Incentiva a atividade física e estar ao ar livre

Quer esteja a correr, a jogar bola ou simplesmente andar, os cães incentivam os proprietários a sair e a deslocar-se.

De acordo com uma declaração oficial de 2013 da American Heart Association, os cães ajudam seus donos a permanecerem ativos, referindo-se a um estudo que descobriu que os donos de cachorros têm 54% mais chances de obter a quantidade recomendada de exercício.

A atividade física ao ar livre traz inúmeros outros benefícios para a saúde, além de melhorar a saúde mental e reduzir o estresse.

Além disso, passar o tempo ao ar livre pode elevar os níveis de vitamina D, uma vitamina essencial para combater a depressão e proteger o sistema imunológico.

3. Aumenta a saúde do coração

Os animais de estimação também podem aumentar a saúde do dono, devido à atividade física que eles promovem.

De acordo com a American Heart Association, a posse de cães, em particular, pode reduzir o risco cardiovascular, provavelmente pelo fato de os donos andarem com seus animais de estimação com mais frequência.

A posse de animais de estimação também pode estar associada a um menor risco de obesidade, pressão arterial mais baixa, menos estresse e níveis mais baixos de colesterol – fatores que podem ter um impacto positivo no coração.

4. Animais de estimação fazem bem para o coração

A pesquisa também indica que simplesmente interagir com um cão pode trazer benefícios para o coração. Em um estudo realizado em 2007 fora da

UCLA, os pesquisadores forneceram cães de terapia para pacientes hospitalizados com insuficiência cardíaca.

Eles descobriram que, após uma visita de 12 minutos, os pacientes exibiam melhoras nas pressões cardiopulmonares, níveis mais saudáveis de neuro-hormônios e menos ansiedade.

5. Combate Alergias

Curiosamente, os animais de estimação podem servir como uma barreira contra alergias. Pesquisadores suspeitam que crescer com animais de estimação fortalece o sistema imunológico e ajuda as crianças a construir imunidade contra alérgenos e bactérias.

De acordo com um estudo de 2011 publicado na Clinical & Experimental Allergy, crianças que crescem com um gato ou cachorro em casa são menos propensas a serem alérgicas a elas mais tarde na vida, mas somente se o animal estiver presente quando eram bebês.

Aqueles que cresceram com gatos tinham metade da probabilidade de desenvolver alergias em relação a eles quando adolescentes, em comparação com aqueles que cresceram em lares sem gatos.

Os pesquisadores descobriram resultados semelhantes para cães e meninos, mas surpreendentemente, não para cães e meninas.

(Uma explicação pode ser que as meninas interagem de maneira diferente com os animais de estimação, assim como os bebês, levando a menos imunidade).

A exposição de animais de estimação após o primeiro ano de uma criança não mostrou efeito, sugerindo que a exposição precoce pode ser a chave para reduzir o risco de alergia.

6. Promove a interação social

Animais de estimação promovem a interação social.

As conexões sociais são essenciais para nossa saúde a longo prazo. Muitas vezes, as pessoas têm dificuldade em criar e manter relacionamentos.

Felizmente, os animais de estimação servem como um grande facilitador para fazer novas conexões e construir apoio social, ambos os quais são vitais para a nossa saúde.

Um estudo de 2015 publicado na revista, Plus One descobriu que donos de animais de estimação eram mais propensos a conhecer vizinhos que nunca haviam conhecido antes.

As pesquisas apontam que animais de estimação servem como 'quebra-gelos' para formar novas amizades, especialmente enquanto caminham com seus animais. Mas o estudo sugere que outros animais de estimação, como gatos, coelhos e cobras, também podem promover conexões.

Cães também provaram ser particularmente úteis para ajudar crianças autistas com a formação de laços de amizades.

Um estudo de 2014 conduzido na Universidade de Missouri-Columbia descobriu que ter um cão ajudou a preencher a lacuna para crianças com autismo, por ter dificuldades para se comunicar com outras pessoas.

Servindo como um amortecedor social, os cães dão às crianças a oportunidade de se comunicar com mais clareza e confiança.

Enquanto os cães foram o foco do estudo, os pesquisadores sugeriram também que outros animais de estimação, como coelhos ou gatos, podem ser mais adequados para algumas crianças, dependendo da preferência e condição da criança.

7. Melhora a saúde emocional

Pessoas emocionalmente saudáveis são resilientes, autoconfiantes e capazes de desenvolver relacionamentos fortes e saudáveis.

Curiosamente, um estudo de 2011 relatado no Jornal de Personalidade e Psicologia Social descobriu que os donos de animais compartilhavam muitas dessas mesmas características.

Comparado aos donos de animais de estimação, os pesquisadores descobriram que os donos de animais de estimação têm maior autoestima, são mais extrovertidos e menos solitários, estão menos preocupados e têm menos medo dos desafios da vida diária.

Um estudo separado examinou os efeitos da terapia com animais de estimação sobre o humor e a qualidade de vida percebida em pacientes idosos com demência, depressão ou psicose.

Pacientes que foram tratados com terapia com animal durante um período de seis semanas, relataram uma diminuição nos sintomas depressivos, melhor percepção da qualidade de vida e melhor funcionamento cognitivo.

8. Mantém-nos presentes

Animais de estimação nos fazem sentir mais felizes.

Animais de estimação servem como lembretes constantes para viver o momento, porque é a única maneira que eles sabem viver.

Enquanto nós humanos ruminamos o passado e nos preocupamos com o futuro, os animais de estimação simplesmente vivem aqui e agora. Seu foco é sobre o que está diretamente na frente deles.

Animais de estimação parecem ser criaturas simples; mas, em muitos aspectos, eles são muito mais sábios do que seus donos.

Da próxima vez que você for passear com seu cachorro ou ficar quieto com seu gato, lembre-se de parar, dar uma olhada e apreciar a beleza do momento.

Fonte: The Choppra Center

CAPITULO XXVIII
Algumas maneiras de melhorar a qualidade do sono

Todos nós sabemos que o sono influencia em nossas atividades do dia a dia, no nosso rendimento tanto no trabalho, em casa e também interfere na concentração para as atividades; e é por isso que precisamos cuidar de sua qualidade.

A qualidade do nosso sono é tão importante para nossa vida que foi criado o dia mundial do sono, por uma iniciativa da Associação Mundial de Medicina do Sono (World Association of Sleep Medicine), comemorado no dia 17 de março.

Esse foi um dia criado para aumentar a conscientização sobre a importância do sono.

Reunimos uma lista com sete dicas que podem ajudá-lo a desenvolver melhores hábitos de sono e melhorar a sua qualidade:

1. *Bloqueie a luz*

Todos nós temos um relógio conhecido como o ritmo circadiano embutido.

Diz-nos que, quando está claro, devemos estar acordados e, quando está escuro, devemos ir para a cama.

No escuro da noite, seu cérebro desencadeia a liberação de melatonina; um hormônio que naturalmente faz você se sentir sonolento.

A fim de manter os níveis de melatonina sob controle e ajudar seu corpo a proteger seu ritmo circadiano natural, tente evitar a claridade da luz uma hora antes de dormir.

Umas das coisas fáceis que você pode fazer para bloquear a luz da noite e melhorar a qualidade do sono é desligar as luzes do teto, evitar TV no quarto e configurar seus dispositivos portáteis para o modo noturno e usá-los depois de escurecer.

2. *Leitura*

As crianças geralmente adoram ouvir histórias antes de dormir. Mas, à medida que crescemos, tendemos a abandonar o hábito de ler para dormir.

Além de estimular a imaginação, entrar no mundo da ficção antes de adormecer também pode ajudá-lo a limpar sua mente, dormir mais tranquilamente e melhorar a qualidade do sono.

3. Evite sonecas à tarde

Os cochilos durante o dia podem, às vezes, ser inadequados, pois podem atrapalhar seu horário de sono noturno, especialmente se você cochilar durante a tarde, pode atrapalhar a sua noite de sono. Se você realmente precisar de um cochilo durante o dia, estabeleça um período curto de cochilo.

20 minutos é o tempo de cochilo perfeito, onde você não entra em sono profundo, mas acorda enquanto ainda estiver em sono leve.

4. Estabeleça com um horário de sono

As pessoas com problemas para dormir costumam ser aconselhadas a manter um horário de sono que as faça ir para a cama e a acordar todos os dias à mesma hora.

Se definir um horário de dormir e de despertar parecer um pouco restritivo, o primeiro passo pode ser começar com um tempo de despertar definido e, ao fazer isso, certifique-se de acordar na mesma hora todas as manhãs, não importa se é um fim de semana ou um dia da semana.

Fazer isso também pode ajudá-lo, gradualmente, a dormir uma hora mais cedo e garantir que você tenha a quantidade de horas de sono que seu corpo precisa.

5. Exercício diário

O exercício faz maravilhas se você está tentando melhorar a qualidade do sono, além de ajudar você a adormecer mais facilmente e melhorar sua qualidade de sono.

De acordo com um estudo feito pela National Sleep Foundation, 150 minutos de exercícios moderados a vigorosos por semana podem ajudá-lo a adormecer mais facilmente e melhorar a qualidade do sono.

Apenas certifique-se de não se exercitar muito tarde, pois isso pode ser inadequado se você não tiver tempo suficiente para relaxar antes de ir para a cama.

6. Monitore sua temperatura

A National Sleep Foundation afirma que, de acordo com especialistas, uma temperatura em torno de 18°C fornece a melhor condição de sono.

A temperatura do seu corpo sobe e desce ligeiramente durante o curso de um dia. Esse padrão está ligado ao seu ciclo de sono.

Quando você está cansado, sua temperatura cai e sobe novamente de manhã, quando é hora de acordar.

Portanto, o ar em seu ambiente de sono pode afetar sua qualidade de sono.

Se estiver muito quente, pode interferir na temperatura natural do corpo e resultar em sono agitado.

Procure encontrar a temperatura ideal do quarto para você dormir confortavelmente sem sentir calor ou frio.

7. Evite álcool e refeições pesadas à noite

Comer grandes refeições ou beber álcool pode causar indigestão, que por sua vez pode causar problemas para adormecer e atrapalhar seu ciclo de sono.

Tente planejar suas refeições em relação à sua hora de dormir e coma algumas horas antes de dormir, se puder.

Mantenha as refeições leves à noite e limite sua ingestão de álcool para melhorar a qualidade do sono.

Melhorando a qualidade do seu sono, automaticamente, você também estará melhorando a sua qualidade de vida.

Fonte: Sleep Cycle

CAPITULO XXIX
Como hábitos saudáveis podem adicionar uma década à sua vida

Especialistas dizem que se exercitar por 30 minutos por dia, ter hábitos saudáveis e não fumar ou beber excessivamente pode aumentar seus anos de vida, sem problemas crônicos de saúde.

Os pesquisadores dizem que hábitos de vida saudáveis podem adicionar até uma década ao seu tempo de vida.

Os pesquisadores identificaram cinco fatores do estilo de vida como importantes, incluindo dieta, exercício e manutenção de um peso corporal moderado.

Especialistas dizem que as duas coisas mais importantes a evitar são fumar e desenvolver sobrepeso ou obesidade.

Um estudo recentemente publicado concluiu que existem fatores de estilo de vida que podem aumentar suas chances de atingir uma idade mais avançada sem problemas crônicos de saúde.

Há muita pesquisa sobre escolhas de estilo de vida, como tabagismo, atividade física, hábitos de consumo, controle de peso e dieta, que afetam nossa vida útil e a probabilidade de sofrer doenças crônicas.

No entanto, poucos estudos analisaram como uma combinação desses fatores se relaciona a uma vida longa e livre de doenças.

Cinco fatores cruciais para a saúde

Os pesquisadores examinaram dados de aproximadamente 73.000 enfermeiras registradas nos Estados Unidos do Estudo de Saúde dos Enfermeiros e de quase 40.000 profissionais de saúde do sexo masculino nos Estados Unidos do Estudo de Acompanhamento dos Profissionais de Saúde.

Os participantes do estudo não tiveram câncer, doença cardiovascular ou diabetes quando estavam matriculados.

Os participantes do estudo foram rotineiramente avaliados para novos diagnósticos por mais de 20 anos.

Os pesquisadores fizeram a classificação de acordo com a idade, origem étnica, histórico médico da família e outros fatores.

Os fatores de estilo de vida de baixo risco usados para calcular uma pontuação de estilo de vida saudável forram:

- Nunca fumar;

- Pelo menos 30 minutos de atividade física diária;

- Ingestão moderada de álcool;

- Manter um peso moderado (definido como IMC menor que 25);

- Uma dieta de boa qualidade.

A soma desses cinco fatores deu uma pontuação final no estilo de vida de baixo risco, variando de 0 a 5.

Uma pontuação mais alta indicava um estilo de vida mais saudável.

A dieta é fundamental

Ser seletivo no que você come é um dos fatores mais importantes do estilo de vida.

Além disso, estudos mostram que leguminosas, como feijão, lentilha e ervilha, reduzem o risco de doenças cardíacas, alto nível de colesterol e pressão alta.

Para aqueles que desejam preservar a função e a saúde do coração, se beneficiariam de evitar alimentos ricos em açúcar, sódio, gordura saturada e carboidratos refinados.

Evitar o consumo de alimentos calóricos e atingir ou manter uma medição moderada de peso até a meia-idade são "as formas mais importantes de reduzir o risco de diabetes, além de praticar atividades físicas regulares e evitar fumar".

Tabagismo, efeitos da obesidade

De acordo com um estudo recente, homens que fumam muito – definidos como 15 ou mais cigarros por dia – e homens e mulheres com obesidade (definidos como IMC 30 ou superior) tem a menor chance de expectativa de vida livre de doença aos 50 anos.

"Examinamos cinco fatores do estilo de vida: comer uma dieta saudável, manter um peso corporal saudável, não beber em excesso, não fumar e ser fisicamente ativo. Eles são todos importantes. Mas, para os fumantes, a coisa mais importante a fazer, é claro, é parar de fumar. Para as pessoas obesas, é importante perder peso e manter um peso corporal saudável. "

Fonte: Healthline

CAPITULO XXX
Autoestima: significado, como aumentá-la
Nossas qualidades e limitações

trabalham juntas para nos tornar

seres únicos

A autoestima significa o valor que atribuímos a nós mesmos e nossa capacidade de nos amar. É o ato de "amar a si mesmo", que requer atitudes como o autorrespeito, a autoaceitação e o autoconhecimento.

O autoconhecimento significa ter consciência de nossa história e de todos os aspectos de nossa personalidade. A autoconfiança, de acordo com a especialista, é acreditar em nossos pensamentos e decisões, tendo em vista que temos coerência em nossas ideias.

Já a autoaceitação é acolher nossos erros e acertos. "Isso não significa se acomodar, mas ser capaz de reconhecer e celebrar quem somos, mudando alguns comportamentos caso necessário", diz a psicóloga Adriana de Araújo.

Todos esses sentimentos agem em harmonia na construção de nossa autoimagem e fazem parte do conceito de autoestima.

Por que é importante ter autoestima?

Todos nós já estivemos em contato com as narrativas de super-heróis. Alguns deles já nascem dotados de poderes e outros precisam de uma vestimenta para exercer suas funções com maestria.

Nós, seres humanos comuns, estamos mais próximos deste último grupo. Ao acordarmos, vestimos nossas roupas e partimos para mais um dia na rotina, em que precisamos conciliar as obrigações da vida profissional e nossas necessidades internas.

Entretanto, diferentemente dos personagens, nós não temos forças sobrenaturais agindo a nosso favor.

A única semelhança que compartilhamos com estas personas são as grandes responsabilidades que precisamos sustentar.

E isso pode assustar muitos de nós; pois, há dias em que não sabemos como encontrar confiança para encarar os desafios que continuam surgindo, sem dar espaço para as recompensas.

Porém, isso é comum. A vida não é feita de vitórias contínuas, apesar de sermos orientados a pensar dessa forma. Há dias em que iremos acreditar no que o mundo nos conta, e talvez apenas não nos sintamos bons o suficiente.

E é neste momento que a autoestima pode tornar-se uma grande aliada. Muito mais do que olhar no espelho e gostar do que se vê, este sentimento nos faz acolher quem somos.

Nós não precisamos dar conta de tudo, ter o corpo perfeito ou ser emocionalmente exemplares. Nós não precisamos nos amar o tempo inteiro. Existe espaço dentro de nós para as decepções e as dúvidas - e está tudo bem esse espaço existir.

O que precisamos é aceitar nossa humanidade, que engloba falhas e forças. Quando aprendemos a fazer isso, podemos nos sentir confortáveis em nossa própria pele, o que nos fornece segurança para apenas ser quem somos.

Uma autoestima estável está relacionada ao nosso senso de autopreservação. Para Adriana, isso implica na tomada de decisões que visem nosso bem-estar.

Sendo assim, condições como a ansiedade e estresse são reduzidas, já que tendemos a olhar com mais atenção para nossas necessidades, equilibrando o que é importante para nós e para os outros.

A forma como enxergamos o mundo também depende do valor que atribuímos a nós mesmos. De acordo com a psicóloga Milena Lhano, a autoestima funciona como um óculos, onde uma boa autoimagem torna as lentes cor-de-rosa, deixando o mundo colorido e positivo.

Já a autoimagem negativa deixa as lentes cinzas, fazendo a realidade perder a cor, o brilho e a diversão. "Vemos o que está ao nosso redor de acordo com o padrão que usamos para ver a nós mesmos", explica.

Autoestima x beleza

A terapeuta holística Karla Assis explica que existe um equívoco conceitual entre autoestima e vaidade. "A primeira envolve a relação 'eu-comigo mesma', e a última é a relação 'eu' e outras pessoas'".

Mais do que olhar no espelho e gostar do que se vê, a autoestima nos faz acolher quem somos.

Quando não temos um grande autoconhecimento é normal sentir que não seremos valorizados e amados pelo corpo e aparência que temos.

Entretanto, ao fazer isso, podemos estar apenas cedendo aos padrões estabelecidos pela sociedade, o que não significa que estamos de fato nos aceitando.

"Muitas pessoas usam a beleza como medida de autoestima porque pode ser a única qualidade que reconhecem em si. Ou então, esta pode ter sido a característica mais elogiada pelos outros", afirma Milena Lhano.

Entretanto, de acordo com a especialista, a aparência é mutável e não deve ser vista como único ponto forte que temos.

Para a psicóloga Lia Clerot, devemos primeiro agradar a nós mesmos, pensando que todas nossas qualidades e limitações andam juntas e são importantes para a formação de nossa singularidade.

Causas da baixa autoestima

Adriana de Araújo explica que uma das principais causas da baixa autoestima pode ser a estagnação de problemas em nossas vidas.

Quando não conseguimos encontrar uma solução para as adversidades, passamos a acreditar que não somos capazes de ter boas escolhas ou realizar o que precisa ser feito, o que reduz nossa autoconfiança.

As relações sociais também exercem uma grande influência sobre a autoestima.

Ao entrarmos em contato com pessoas que constantemente nos colocam para baixo, desmerecendo quem somos, podemos adquirir uma autoimagem pessimista, concluindo que somos feitos apenas de limitações.

Comparar-se com os outros também é prejudicial. "A falta de oportunidades e desafios que nos dariam a chance de agir por nós mesmos e viver as próprias escolhas, também pode reduzir a autoestima", afirma Adriana.

A especialista conta que precisamos exercitar o cuidado com nós mesmos, pois isso potencializa a nossa autoconfiança, o que consequentemente nos faz enxergar quem somos de forma otimista.

Sintomas da baixa autoestima

De acordo com a psicóloga Adriana de Araújo, alguns sinais podem indicar que você está com baixa autoestima:

- Não confiar em si;

- Não acreditar que sabe realizar as melhores escolhas;

- Não saber lidar com as consequências das próprias decisões;

- Medo do arrependimento;

- Insegurança em interagir com outras pessoas;

- Dúvidas constantes e paralisantes sobre diversos aspectos da vida;

- Incerteza em relação aos valores e ideais;

- Falta de objetivos;

- Falta de motivação;

- A opinião do próximo possui um impacto desproporcional.

Consequências da baixa autoestima

Baixa energia e depressão

A falta de autoestima nos deixa em um estado de baixa energia, semelhante ao que acontece na depressão. Adriana explica que quando não acreditamos em nosso potencial para tomar as rédeas de nossas vidas, perdemos a esperança de que somos ou seremos felizes.

Por outro lado, a baixa autoestima também pode causar um acúmulo de energia.

"O fato de não conseguirmos tomar decisões causa ansiedade, pois nos perdemos no agora e no que está por vir. Essa insegurança nos faz ver um futuro negativo, onde não existem possibilidades de boas escolhas. Acabamos desenvolvendo um grande medo decorrente da antecipação", esclarece a psicóloga.

Falta de amor próprio

Também é importante ressaltar que a falta de amor próprio nos faz colocar o outro em primeiro lugar. Como consequência, podemos nos encontrar em situações que trazem grande sofrimento. A qualidade de nossa vida pessoal e profissional decai, e nossos relacionamentos tendem a seguir um caminho semelhante.

Milena Lhano alerta que uma visão negativa de nós mesmos pode nos tornar indivíduos submissos e pouco questionadores, que apenas aceitam e concordam com as críticas que recebem. O risco de entrarmos em relacionamentos abusivos e sermos manipulados torna-se muito maior.

"Quando você não tem consciência do seu valor, fica sujeito aos valores atribuídos pelos outros", afirma Karla Assis.

Baixa autoestima e distúrbios psicológicos

Baixa autoestima e depressão

Adriana de Araújo explica que quem tem depressão costuma ter grandes dificuldades em aliviar o próprio mal-estar. Isso potencializa uma queda nos níveis de autoestima, pois a pessoa se sente incapaz de mudar.

Baixa autoestima e ansiedade

O mesmo acontece com quem tem ansiedade. Segundo a especialista, a sensação de falta de controle nos faz acreditar que não podemos gerenciar a nós mesmos, e isso está intimamente ligado a autoestima.

Em ambos os casos, é necessário o acompanhamento de um especialista que realize uma intervenção psicoterápica e, em alguns casos, medicamentosa.

Como aumentar nossa autoestima

Antes de nos proteger da negatividade externa, é preciso trabalhar o nosso próprio desenvolvimento emocional e o respeito que temos conosco.

Autoconhecimento:

Para isso, Adriana de Araújo indica ter foco nas qualidades e limitações que temos atualmente, tomando consciência de quem você é para estipular metas e desafios. Cobrar-se excessivamente só irá causar danos à sua autoestima.

Aprender a fazer escolhas:

Uma outra recomendação prática é treinar fazer escolhas. Colocar-se em situações em que você precisa agir, treina a mente para ficar bem e aceitar quaisquer resultados, mesmo que estes não correspondam às expectativas.

Reconhecer conquistas:

Adriana também conta que pequenos desafios podem ser adotados no dia a dia, a fim de provarmos a nós mesmos que temos a capacidade de trilhar nossos caminhos. E sempre que fizermos isso, é importante reconhecer nossas conquistas.

Exercício prático para aumentar autoestima

Lia Clerot afirma que há um exercício indicado pelo Serviço Nacional de Saúde do Reino Unido que pode trazer benefícios para a autoestima. Veja como fazê-lo:

1. Faça uma lista com as todas crenças negativas que você tem sobre si.

2. Depois, se defenda de cada item listado.

"O objetivo é entender que nossas crenças negativas não são completamente verdadeiras, e nós podemos melhorar o que não gostamos em nós mesmos", explica a psicóloga.

Dessa forma, você reforça a sua autoconfiança e autoconhecimento, o que é importante para lidar com situações negativas.

Dicas de como ter autoestima em situações difíceis

Mesmo com a autoestima estável, existem algumas ocasiões que testam a nossa autoconfiança, podendo nos abalar por um período indeterminado.

Isso é comum e não precisamos nos martirizar por nem sempre conseguirmos manter as nossas estruturas. É necessário permitir-se errar e ter emoções negativas.

Veja a seguir, situações que não estão sob nosso controle e como manter a autoestima nelas:

1. Quando vivemos em um ambiente hostil

Muitas pessoas convivem com famílias que possuem dinâmicas agressivas, propensas a críticas. Torna-se uma tarefa complexa nutrir autoestima quando vivemos em um ambiente hostil.

Milena Lhano afirma que esses casos são delicados, uma vez que o núcleo familiar representa nosso primeiro contato social com o mundo.

"Tudo o que acontece nesse ambiente acaba tendo um grande peso, e o que escutamos acaba se tornando uma verdade absoluta. É difícil acreditar que sou capaz se as pessoas que eu amo me dizem o contrário", explica a psicóloga.

Nessas ocasiões, é preciso reconstruir a autoestima, refletindo e aceitando que algumas famílias podem ser tóxicas e depreciativas, e você não é culpado por isso.

Assim que a aceitação da realidade acontecer, a especialista indica sempre pensar que o reconhecimento de nossas qualidades deve sempre partir de nós e de outros ambientes que nos deem acolhimento e positividade.

"O outro só doa aquilo que tem dentro de si", afirma Karla Assis. Quando temos consciência disso, é possível identificar quais são nossas crenças e quais são as do próximo, diferenciando-as.

Segundo a terapeuta, devemos abandonar os padrões limitantes que aprendemos ao longo da vida e trilhar uma nova jornada por meio do autoconhecimento, para que aprendamos a ter novos comportamentos que curem as dores emocionais que causam a baixa autoestima.

Karla aconselha que não precisamos fazer isso sozinhos. A ajuda de um terapeuta é sempre bem-vinda e pode trazer novos ângulos positivos para que enxerguemos a nós mesmos.

2. Após o término de um relacionamento

Sentir-se rejeitado após um término de relacionamento nos faz acreditar que temos menos valor. Entretanto, Lia Clerot afirma que o valor de uma pessoa independe de uma relação.

Todos carregam uma parcela de responsabilidade pelo fim de um vínculo amoroso, e o foco deve estar no aprendizado que será obtido com essa situação.

"Precisamos primeiro amar a nós mesmos antes de amar o próximo, e isso implica em aceitar que nossa felicidade não deve depender apenas de um relacionamento", diz a psicóloga.

Para potencializar a autoestima, Milena Lhano afirma que é necessário ressignificar o término, encarando-o menos como uma derrota, e sim, como um fortalecimento.

3. Quando carregamos uma grande culpa pelo passado

O passado não deve nos definir, pois o presente oferece constantemente a oportunidade de realizar mudanças.

Segundo Karla Assis, devemos praticar o auto-perdão para voltar a ter autoestima. A terapeuta afirma que nós mudamos todos os dias, mesmo que não percebamos.

"A vida é um exercício eterno de erros e acertos. Ame-se e respeite sua jornada", diz. Nós apenas somos quem somos pelo caminho que trilhamos.

4. Quando a sociedade não nos aceita

Quando fazemos parte de grupos minoritários ou desfavorecidos socialmente, podemos sofrer pressões internas e externas que prejudicam nossa autoestima.

Esse pode ser o caso de mulheres, homossexuais, negros e outros grupos que sofrem opressões e podem se ver excluídos do padrão.

Para manter a autoconfiança e o amor próprio nessas condições, Milena Lhano recomenda que compreendamos que tudo que é diferente na sociedade sempre será criticado e julgado.

"Quando as pessoas nos depreciam, não estão olhando para nossa essência. Elas estão apenas respondendo ao incômodo emocional que a quebra de padrões proporciona", afirma a psicóloga.

Para a especialista, as pessoas que fazem parte ou não das minorias devem continuar lutando contra as normas culturais, entendendo que os ataques muitas vezes sofridos não dizem respeito a quem somos.

"Devemos continuar vivendo com o orgulho de sermos únicos, sem dar ao outro o poder de nos limitar", conclui.

5. Ao nos comparar nas redes sociais

As redes sociais incentivam o nosso senso de comparação e isso é prejudicial. "A internet nos permite 'maquiar' a realidade, para corresponder ao que comumente é esperado de nós", explica Milena.

Entretanto, para não nos sentirmos inferiores, é importante lembrar que as pessoas só compartilham o lado positivo da vida virtualmente e a realidade está distante disso.

"Cada pessoa tem seu tempo, suas metas e sonhos. Não é porque não está realizando neste momento que a vida está estagnada. Às vezes, o momento não é o ideal. Por isso, é tão importante não se comparar, senão a pessoa viverá frustrada e com baixa autoestima", explica Lia Clerot.

Já nascemos com autoestima?

A autoestima não é uma característica inerente ao ser humano. Segundo Adriana de Araújo, este sentimento é construído dentro de nós com o passar dos anos por meio de nossas vivências. Crianças que se sentem inseguras e são incentivadas a encontrarem soluções para seus problemas já começam a desenvolver uma boa autoimagem logo cedo.

"As pessoas que convivemos, admiramos e em que nos inspiramos contribuem para a formação de nossa autoestima, pois 'copiamos' ideias e padrões de comportamento de quem está próximo de nossa realidade", explica a psicóloga.

Equilibrando nossa autoestima

Uma baixa autoestima pode acarretar em problemas de autoimagem. Entretanto, a confiança excessiva pode nos fazer beirar a arrogância. Para encontrar o equilíbrio, Milena indica reconhecer que não somos feitos compostos só de defeitos, nem apenas de qualidades.

Lia afirma que a autoestima representa autoconhecimento e autoaceitação. Diferente da arrogância, que pode estar representando alguma insegurança dentro de nós que precisa ser analisada.

CAPITULO XXXI
Autoconhecimento: significado, como ter e a prática

O autoconhecimento nos coloca como protagonistas de nossas próprias vidas

O que é autoconhecimento

O autoconhecimento é a capacidade que temos de entender nossa personalidade e o que motiva as emoções que sentimos. Conhecer a si mesmo possibilita prever como reagir a determinadas situações, interpretando os sinais que a mente nos dá, para assim, quebrar padrões de comportamento destrutivos e elaborar novas formas vantajosas de viver a vida.

Importância do autoconhecimento

O autoconhecimento pode aparentar ser uma característica inacessível, e é comum que não saibamos do que se trata, apesar do termo estar se popularizando nos últimos anos, na área da saúde mental.

"Como a própria palavra já diz, autoconhecimento é o conhecimento da pessoa em relação a si mesma", explica a psicóloga Joana D'Arc Sakai.

Segundo a psicóloga Adriana de Araújo, ter consciência da própria identidade nos faz entender o que motiva as nossas emoções.

"Mais do que reconhecer que você está com raiva, é importante saber a intenção desse sentimento. Às vezes, uma sensação pode estar associada a uma experiência passada, ou a algo que estejamos vivendo no presente", afirma.

Quem conhece a si mesmo também é capaz de respeitar os próprios limites, delimitando o que gosta ou não. Joana Sakai também aponta que o autoconhecimento implica em um maior controle das emoções, o que nos faz lidar com sentimentos negativos, sem que eles nos dominem.

Benefícios do autoconhecimento

Além de ter um melhor convívio consigo mesmo, a pessoa que se conhece também aprimora seus relacionamentos interpessoais.

"Ações mais coerentes, articulações fundamentadas e postura crítica consistente são algumas das características que potencializam nossos vínculos sociais. Todas elas são consequências do autoconhecimento", afirma Joana Sakai.

Estes fatores colaboram para a criação de uma persona segura, autônoma e assertiva, visto que a compreensão da própria essência nos prepara para as adversidades do dia a dia.

O autoconhecimento também altera nossa forma de enxergar a vida: "Quando nos conhecemos, assumimos a responsabilidade por nossas atitudes, sem esquecer de reconhecer o mérito de nossos esforços", diz a psicóloga Milena Lhano.

A consciência de nossa identidade nos faz sentir merecedores de nossas conquistas. O contrário disso faz com que tenhamos uma visão distorcida da realidade.

Autoconhecimento no tratamento de distúrbios emocionais

Quando sofremos com a ansiedade ou depressão, é comum que queiramos apenas nos livrar dos sintomas. Os distúrbios emocionais nos desanimam, retiram a nossa energia para completar as tarefas mais simples, e de modo geral, nos fazem enxergar o mundo por lentes monocromáticas.

Reduzir sentimentos incapacitantes como a tristeza é uma ação importante, entretanto, Adriana de Araújo esclarece que é necessário analisar o que estamos vivendo no momento, para entender a origem de nossas angústias, e assim, solucionar os problemas.

É nessa hora que o autoconhecimento pode ser útil. A especialista esclarece: "Imagine uma pessoa que está vivenciando sintomas de ansiedade por conta de seu trabalho. Mais do que 'eliminar' os sintomas do distúrbio, ela deve questionar-se sobre o que está havendo em sua carreira. Pode ser sobrecarga ou falta de conhecimento", diz Adriana.

Independentemente do que for, o ato de fazer perguntas a si mesmo já é um método de autoconhecimento. "É absolutamente muito simplista achar que nossas dificuldades emocionais serão curadas ao 'arrancarmos' os sintomas que sentimos", conclui.

Por onde começo a me conhecer

Segundo Adriana, a psicoterapia é a maneira mais segura de iniciar o processo de autoconhecimento, visto que o aparato técnico de um especialista é capaz de fornecer um suporte emocional adequado para as pessoas. Entretanto, isso não significa que você não pode se descobrir por conta própria.

"Meditação, questionamentos filosóficos e até mesmo conversar sozinho ou com os amigos são formas de se introduzir ao autoconhecimento", afirma Adriana.

Joana Sakai alerta que quanto mais vasculharmos a nossa essência, maiores serão as chances de nos sentirmos frustrados com quem somos. Portanto, é necessário cautela ao nos questionar. Acolher a si mesmo e entender nossas limitações deve fazer parte do processo.

O que perguntar a si mesmo

A base do conhecimento da própria identidade vem do questionamento. Nem sempre as respostas serão agradáveis ou verdades absolutas, visto que estamos em constante mudança. Porém, criar um espaço na rotina para a reflexão possibilita valiosos aprendizados.

De acordo com Joana Sakai, existem perguntas que podem nos guiar no processo de autoconhecimento. Veja quais são:

- Quem eu sou?

- O que eu desejo?

- Quais são os meus objetivos a curto e longo prazo?

- Como eu reajo diante de circunstâncias que me desagradam?

- Como reajo diante de sentimentos como a raiva e frustração? De modo agressivo ou pacífico?

- Consigo controlar minhas emoções diante de situações que contrariam meus desejos?

- O que me faz bem e quero manter?

- O que me causa mal-estar e quero eliminar?

As respostas para estes questionamentos podem não estar claras, em um primeiro momento. Portanto, caso seja necessário, busque a ajuda de um especialista.

É importante reiterar que o objetivo das reflexões é proporcionar uma linha de raciocínio que traga bem-estar e conforto diante de situações desafiadoras. Ao entendermos quem somos e o que desejamos, é possível traçar planos de ação que nos levem aos nossos objetivos.

Exercícios de autoconhecimento

1. Expanda seu vocabulário emocional

De acordo com Milena Lhano, quanto maior o nosso vocabulário emocional, mais fácil será nos conhecermos. "Nós somos constituídos por uma série de sentimentos, mas, infelizmente, nunca fomos educados sobre eles", afirma.

A especialista aponta que é difícil uma criança ser ensinada a olhar para dentro de si, a fim de expressar o que está sentindo e definir suas emoções. Entretanto, a falta de uma educação emocional não nos impede de adquiri-la no decorrer da vida.

"Dar nomes ou 'conversar' com nossos sentimentos é a melhor forma de enfrentar situações adversas, tornando a tomada de decisões mais fácil", conta a psicóloga Luciana Vera Crepaldi.

2. Cultive momentos de solitude

Milena Lhano afirma que a solidão é uma das melhores formas de se chegar a um bom nível de autoconhecimento. Ao ficarmos desacompanhados, temos a oportunidade de olhar para dentro de nós, analisando os aspectos positivos e negativos de nossa identidade.

Estar só carrega um grande potencial de autodescoberta. Milena conta que é por isso que muitas pessoas não conseguem ficar sozinhas. "O medo não é da solidão. É de si mesmo", pontua. Contudo, evitar olhar para as próprias questões nos impede de viver de maneira benéfica.

3. Analise a opinião dos outros sobre você

"Para que a opinião do outro seja benéfica e contribua com o autoconhecimento, ela deve ser escutada", aponta Milena Lhano. O hábito de imediatamente rebater uma crítica ou um elogio nos impede de absorver o que foi dito, e consequentemente, acabamos não refletindo sobre. Segundo Luciana, olhar para dentro de si através da ótica do outro faz com que decidamos continuar ou interromper certos comportamentos, dependendo de nossa vontade.

4. Busque a ajuda da psicoterapia

Adriana de Araújo afirma que a psicoterapia é a base do autoconhecimento. A escuta ativa do psicólogo faz com que ele compreenda tudo o que o paciente verbaliza ou não.

"Isto não significa que ele irá descobrir segredos como um detetive. Mas sim, que ele estará atento aos detalhes, ao que você deixa escapar nas entrelinhas", explica.

A psicóloga diz que a psicoterapia conecta as pessoas com suas falas, intenções e emoções. É um processo que estimula a autoconsciência, fazendo com que saibamos o momento em que estamos em nossas vidas, e para onde desejamos ir. Nos sentimos pertencentes a nós mesmos.

"À medida em que o indivíduo reserva um tempo para se ouvir, já iniciou, sem perceber, o processo de autoconhecimento. O motivo é a vontade de buscar conhecer nossas questões internas mais profundas e inconscientes", afirma Joana Sakai.

Sinais e consequências do baixo autoconhecimento

Joana Sakai esclarece que o baixo autoconhecimento pode ser notado quando experienciamos grandes quantidades de ansiedade e estresse e, frequentemente, entramos em conflito com outras pessoas.

Muitas pessoas colocam a responsabilidade de suas decisões e objetivos no outro. Esse padrão de conduta nos faz viver de modo mecânico, automático. Acabamos não conhecendo nossas questões internas", conta a psicóloga.

Segundo a especialista, as consequências desse comportamento trazem uma baixa inteligência emocional e interpessoal.

Ao invés de mergulharmos em nossas emoções, quebrando padrões de comportamento nocivos, entramos em um ciclo vicioso de desconforto, causado pela falta de autoconhecimento.

Relacionamentos insatisfatórios e a falta de autoconhecimento

De acordo com Joana, relacionamentos insatisfatórios, ou até mesmo abusivos, estão ligados a fatores como insegurança, dependência emocional, medos (da solidão, de não ser interessante e nem importante para ninguém) e autoestima baixa. Entretanto, nem sempre temos conhecimento dessas características dentro de nós.

Por isso, podemos nos comportar visando eliminar nossos temores, sem ao menos perceber. A repetição de padrões comportamentais negativos ocorre quando não entramos em contato com a nossa essência.

"A maturidade que o autoconhecimento traz ajuda a combater o comportamento autodestrutivo", afirma Joana. A percepção de que precisamos do autocuidado vem a partir do momento em que percebemos as reais consequências de nossas atitudes. Entretanto, proteger a si próprio também depende da imagem que cultivamos de nós mesmos.

O papel do autoconhecimento na manutenção da autoestima

Aceitar que merecemos nos proteger e ter felicidade depende da maneira que nos interpretamos. Por isso, Joana Sakai afirma que devemos investigar quem somos, para encontrar e reconhecer todas as nossas potencialidades.

"Ser capaz de alcançar objetivos, manter-se motivado, e ter equilíbrio em diferentes áreas da vida, são aspectos dependentes de nosso autoconhecimento. Uma autoestima positiva depende da imagem que criamos de nós mesmos, e da forma que lidamos com nossas adversidades", reitera a psicóloga.

É possível se conhecer por completo?

Milena Lhano afirma que o percurso do autoconhecimento completo é possível com o auxílio de um especialista, e que o processo chega em seu ápice quando temos plena consciência de nossas qualidades.

Entretanto, para o ciclo da autoconsciência ser concluído, é necessário olhar para as próprias limitações, reconhecendo dificuldades e culpas.

Isso não significa que não podemos nos redescobrir e ressignificar nossas vidas. "Muitas pessoas são resistentes à transformações, e acabam lutando contra a própria evolução. Entretanto, é necessário entender que essa atitude não contribui de forma positiva para o autoconhecimento, trazendo apenas angústia e frustração, já que a mudança é inevitável", reitera a psicóloga.

Lidando com o conhecimento de nossas limitações

Sentir-se definido pelas próprias imperfeições é uma sensação incapacitante, que pode ser sentida ao olharmos para nossas limitações. Contudo, é possível mudar a forma como enxergamos os nossos "defeitos".

De acordo com Milena Lhano, o primeiro passo para não encarar nossas fraquezas como características determinantes, é ter a consciência de que o ser humano é formado por forças positivas e negativas, que vivem em harmonia e não se excluem.

"É importante aceitar e aprender a conviver com nossas fraquezas. Caso escolhamos ignorar nossas angústias, elas tendem a ser potencializadas, dominando nossa personalidade. Os conflitos internos são inerentes a nossa existência, e por isso, não adianta lutar contra eles", diz a especialista.

Luciana afirma que nossas fraquezas apenas se tornam limitantes quando não olhamos para as potencialidades existentes nelas. "Para cada aspecto negativo de sua personalidade, encontre um positivo para lhe motivar", indica a psicóloga.

Milena ressalta que a vida sempre estará em nossas mãos. "Temos o livre arbítrio para mudar quem somos a qualquer momento. Caso não esteja satisfeito com aspectos de sua personalidade, procure o caminho da transformação", conclui.

Como acreditar que você conhece o seu verdadeiro "eu"

O ser humano muda a cada dia, e diante de tantas metamorfoses, podemos nos sentir distantes de quem somos. Entretanto, segundo Luciana Crepaldi, nenhuma mudança é tão extrema ao ponto de alterar nossa essência.

"Podemos adotar novos pensamentos e comportamentos de acordo com as experiências que temos, mas a parte principal de nossa identidade permanece intacta", esclarece a psicóloga.

Uma outra forma de conhecer a si mesmo de maneira consistente, é por meio da terapia. "A figura neutra do psicólogo irá te ajudar a olhar para dentro, e identificar quais características suas se mantém constantes ao longo do tratamento", diz Milena.

A influência do subconsciente em nosso autoconhecimento

Milena Lhano explica que o subconsciente armazena nossas vivências de forma irreal. Ao invés de termos registros concretos dos acontecimentos, ficamos com interpretações emocionais de nossas experiências.

"Ter algo registrado como negativo pode influenciar nossa autoimagem, nos causando inseguranças", explica. O problema principal é que podemos ser prejudicados por crenças falsas.

Para solucionar esse problema e fazer com que o subconsciente haja a nosso favor, é preciso rever crenças e convicções, analisando quais delas são reais ou não.

O autoconhecimento pode nos tornar individualistas?

O autoconhecimento nos torna seletivos, mas não nos isola. Milena esclarece que algumas vezes, pode tornar-se difícil viver em ambientes coletivos, pois a autoconsciência nos faz identificar pessoas e comentários prejudiciais ao nosso bem-estar.

Como mecanismo de defesa, buscamos nos proteger dessas vivências. O autoconhecimento age como uma característica benéfica, portanto, caso estejamos nos isolando, teremos a consciência disso, e buscaremos soluções.

Referências:
Joana D'arc Sakai, psicóloga clínica e escolar

Adriana de Araújo, psicóloga especializada em Hipnose Ericksoniana, programação neurolinguística e Novo Código da PNL

Milena Lhano, psicóloga clínica sistêmica.

Luciana Vera Crepaldi, psicóloga especializada em terapia Gestalt.

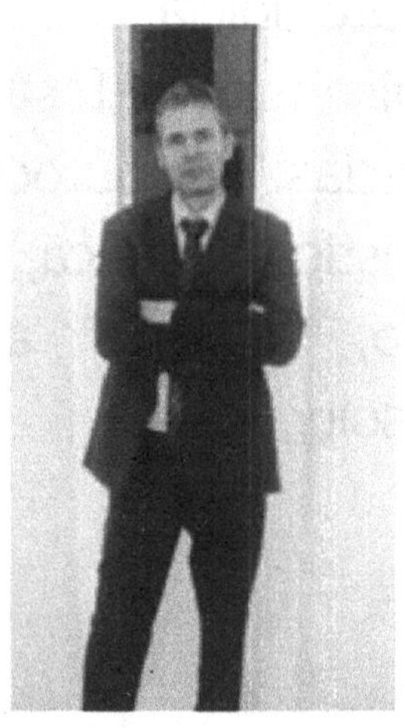

SOBRE O AUTOR

Rômulo Borges Rodrigues é Escritor, Terapeuta Holístico, Mestre de Reiki, Consultor e Numerólogo.

Trabalha com Reflexologia, Reiki, Massagem, Florais, Aconselhamento Terapêutico, Técnicas de Relaxamento, Hipnose, Regressão, Terapia de Vidas Passadas, Numerologia e ministra cursos online.

Estuda e pesquisa sobre a espiritualidade há mais de vinte anos.

Foi membro da Associação Internacional Amigos da Natureza (AIANATU/SP), na qual fez parte do trabalho de cura espiritual.

Também foi membro da Ordem dos Filhos da Luz (Piracicaba/SP). Foi integrante da Ordem dos Templários, onde foi dirigente do hospital de cura espiritual de uma das suas sedes.

Atualmente, é coordenador do Projeto Social Nova Era na cidade de São Paulo, no qual dá palestras e ministra tratamento alternativo para o público utilizando várias técnicas terapêuticas. Escreve artigos quinzenais para sites e revistas sobre vários temas e é autor das seguintes obras:

- *SOCIEDADE HIPÓCRITA E CORRUPTA –* *Decadência dos valores éticos e morais*

- *PLANETA TERRA EM FASE DE TRANSIÇÃO –* *Acontecimentos que estão causando mudanças no planeta e no comportamento humano*

- *Arcanjos e Arquétipos*

- *Guia Prático dos Anjos (Tabela completa de todos os anjos)*

- *Numerologia – A ciência milenar dos números*

- *DESCUBRA SEU POTENCIAL, DONS E TALENTOS INATOS ATRAVÉS DA NUMEROLOGIA.*

- *A PODEROSA INFLUÊNCIA DOS NÚMEROS SOBRE AS NOSSAS VIDAS – O que a Numerologia revela sobre nosso passado, presente e futuro.*

- *REIKI – ENERGIA VITAL UNIVERSAL (Harmonia, Equilíbrio e Cura).*

- *OS FLORAIS DE BACH – Equilíbrio e Harmonia Através das Essências.*

- *O PODER DA MENTE – A chave para o desenvolvimento das potencialidades do ser humano.*

- *Os Ensinamentos de Siddartha Gautama, o Buda.*

- *A HISTÓRIA DO BUDISMO - Princípios, conceitos, ensinamentos*

- *Cuide de Você e Tenha Mais Qualidade de Vida – Cuidar de si mesmo é imprescindível para se obter uma vida plena e satisfatória (Vols. I, II, III, IV e V)*

- *A Regência Cósmica*

- *Alimentação Saudável = Saúde Perfeita – O consumo de alimentos adequados proporciona equilíbrio orgânico e psíquico (Vols. I, I, III, IV, V, VI, VII, VIII e IX)*

- *REFLEXOLOGIA (Massagem Podal) – Equilíbrio e bem-estar através da planta dos pés*

- *OS MECANISMOS DA MENTE – A sua natureza comportamental*

- *TRATADO SOBRE AS RELIGIÕES E FILOSOFIAS DE VIDA – Síntese dos sistemas religiosos e correntes filosóficas*

- *ESTUDO SOBRE AS TERAPIAS COMPLEMENTARES – Técnicas terapêuticas integrativas que proporcionam equilíbrio e harmonia*

- *GUIA COMPLETO DAS TERAPIAS ALTERNATIVAS*

- *PRÉ-EXISTÊNCIA E PÓS-EXISTÊNCIA DA ALMA – Vidas passadas, vidas futuras*

- *PRINCÍPIOS, FILOSOFIA E METODOLOGIA DA MEDICINA HOLÍSTICA - Os recursos e métodos terapêuticos utilizados nos tratamentos e terapias*

- *CURSO DE REIKI*

- *CURSO DE FLORAIS*

- *CURSO DE REFLEXOLOGIA (Massagem Podal)*

- *CURSO DE NUMEROLOGIA – Método simples e prático*

- *CURSO DE HIPNOSE, REGRESSÃO, TVP, TMS – Metodologia simplificada*

- *CURSO DE FENG SHUI – Técnica chinesa milenar de harmonização e equilíbrio de ambientes*

- *CURSO DE RADIESTESIA*

- *CURSO DE CROMOTERAPIA*

CONTATOS COM O AUTOR

E-MAIL: romulobr@outlook.com
FACEBOOK: facebook.com/romuloborgesrodrigues
SKYPE: samadhi514
TWITTER: @_arahat
INSTAGRAM: romulobr19
BLOG: equilibrioeconsciencia.wordpress.com

www.ingramcontent.com/pod-product-compliance
Lightning Source LLC
Chambersburg PA
CBHW012017110726
47994CB00009B/3201